W0374004

Mon guide de poche des calories

Ouvrage collectif créé par Losange
avec la collaboration du Dr Evelyne Chartier
et de Corinne Chesne

Les données proviennent de la Table de composition
nutritionnelle des aliments Ciqual (Anses).

Directeur éditorial : Hervé Chaumeton
Suivi éditorial : Laurence Dechel
PAO : Francis Rossignol, Isabelle Véret
Photogravure : Stéphanie Tridoux

ISBN : 978-2-8160-0074-0
N° d'éditeur : 8160
Dépôt légal : mars 2012

Achevé d'imprimer : février 2012
Imprimé en Chine par Toppan Leefung

Mon guide de poche des calories

ARTÉMIS
ÉDITIONS

SOMMAIRE

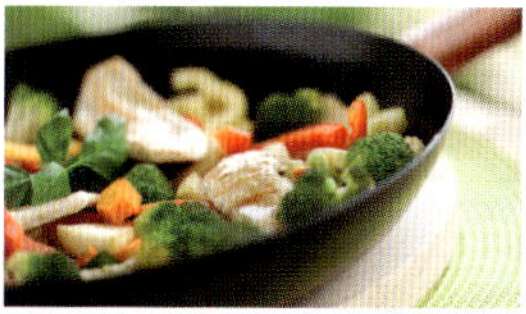

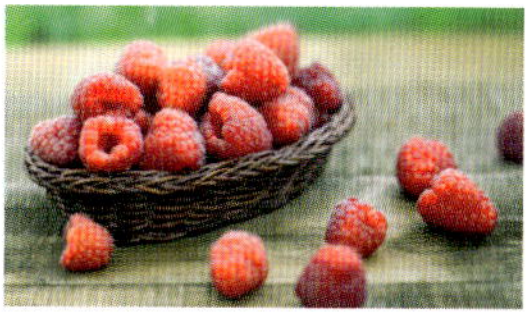

Répondre aux besoins de son corps

La vie se caractérise par un changement permanent des matériaux qui constituent l'organisme. Les aliments fournissent les matières premières nécessaires à l'architecture, au fonctionnement et à l'entretien du corps.

Les protéines : bâtisseuses et réparatrices

À quoi servent les protéines ?

Les protéines sont nécessaires à la structure de notre corps et servent à construire ainsi qu'à réparer nos muscles et nos cellules. Elles sont composées de particules appelées « acides aminés », qui sont assemblées les unes aux autres de façon immuable pour chaque protéine. Celles que nous utilisons sont renouvelées régulièrement par celles que nous absorbons. Si notre alimentation n'en apporte pas assez, notre

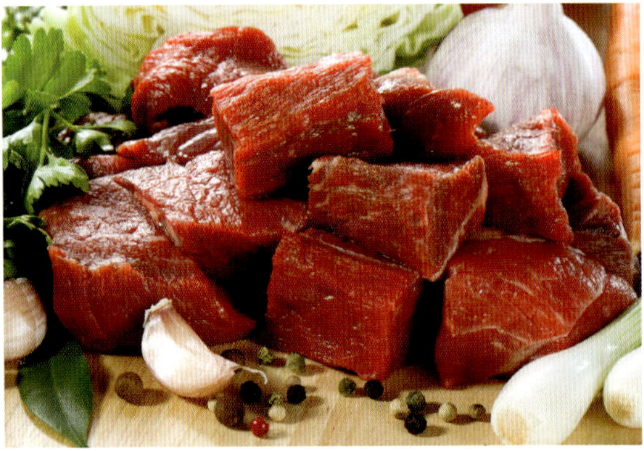

corps emploie les protéines de nos muscles afin de pouvoir continuer à fonctionner correctement.

Les protéines permettent également de fabriquer des enzymes, qui ont pour tâche de digérer les aliments, entre autres rôles dans le fonctionnement de notre corps. Elles ont aussi un effet important sur la satiété, c'est-à-dire qu'elles participent à ce que le tube digestif envoie des signaux au cerveau pour arrêter la faim.

Où trouve-t-on les protéines ?

Les protéines que nous mangeons sont d'origine animale ou végétale. Celles d'origine animale sont riches en acides aminés indispensables et sont absorbées très efficacement. On les trouve dans la viande, le poisson, les œufs et les produits laitiers. L'œuf fait office de référence, car c'est lui qui possède la palette d'acides aminés la plus diversifiée.

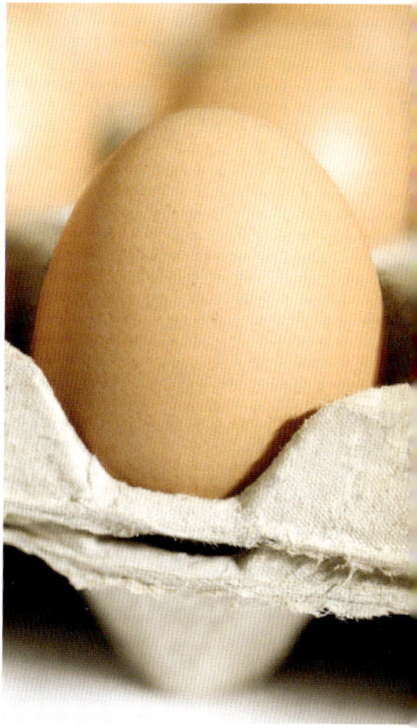

Les protéines d'origine végétale sont absorbées moins facilement et ne contiennent pas tous les acides aminés indispensables ; leur qualité nutritionnelle est moins bonne. On en trouve dans les céréales et leurs dérivés (blé, pain, pâtes, riz, tapioca, seigle, sarrasin), les légumineuses (légumes secs et soja), les fruits oléagineux (noix, noisettes, amandes, cacahuètes) et les graines.

Quels sont nos besoins en protéines ?

Une quantité suffisante de protéines aide à conserver une musculature développée (si elle est entretenue par de l'exercice physique), une bonne vigilance, des défenses pour chasser les « microbes » ou cicatriser une plaie, un bon moral et une mémoire active. L'apport de protéines doit être journalier et réparti, car le corps puise dans les muscles s'il n'en a pas assez. L'apport minimal recommandé est de 1 g/kg/jour pour un adulte, de 4 g pour un enfant, de 2 g pour un adolescent.

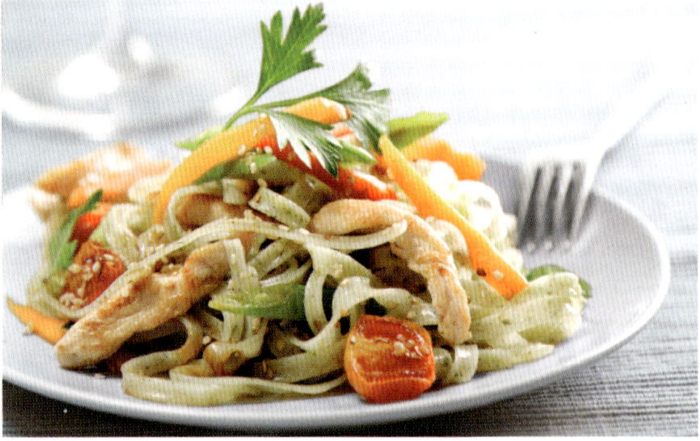

Les glucides : sucres essentiels

À quoi servent les glucides ?

Les glucides sont le carburant de notre organisme. C'est le glucose (nom du sucre utilisé par nos cellules) qui fournit une grande partie de l'énergie dont notre corps a besoin. Les muscles, lors d'un effort bref et court, utilisent du sucre. Le cerveau, quant à lui, se sert du glucose comme seule source d'énergie. Lors des périodes de travail intellectuel intense ou de mémorisation, il en consomme davantage. À lui seul, il utilise la moitié des besoins en sucre de l'organisme.

Les sucres à absorption rapide (index glycémique élevé) et à absorption lente (index glycémique bas)

	Index glycémique bas (< 50)	Index glycémique moyen (50-74)	Index glycémique élevé (> 75)
Sucre	Fructose, lactose (sucre de table)	Saccharose	Miel, glucose, maltose
Fruits	Cerise, pêche, pamplemousse, abricot sec, pomme, poire, orange, raisin	Kiwi, banane, mangue, ananas, pastèque	–
Pain	Céréales, son	Seigle, au levain naturel, farine 80	Baguette, pain blanc
Céréales	Pâtes aux œufs, vermicelle, spaghetti	Riz basmati, riz doongara, riz brun, couscous	Riz rapide
Légumes	Petits pois, pois chiches	Patate douce, pomme de terre, betterave, carotte	Pomme de terre frite, pomme de terre en flocon, pomme de terre cuisinée
Légumineuses	Soja, haricots secs, lentilles, haricots blancs	–	Fèves
Produits laitiers	Lait, yaourt, crème anglaise	Crème glacée	–

Organe vital et siège de multiples connexions, le cerveau doit être protégé des variations de la quantité de sucre dans le sang (glycémie). En effet, si nous n'avons pas assez de sucre dans le sang ou, au contraire, si nous en avons trop, nous risquons de faire un coma, voire de mourir, si nos systèmes de régulation sont défaillants.

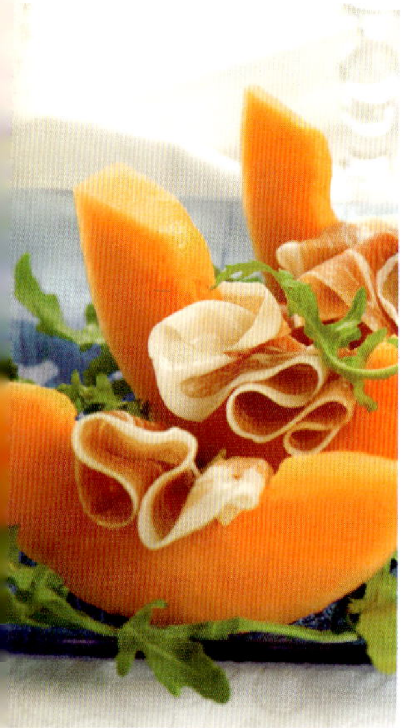

Pour éviter cela, nous possédons une hormone de régulation : l'insuline. Elle est sécrétée par le pancréas lorsque le cerveau lui en donne l'ordre ; il est prévenu dès que le taux de sucre (glycémie) augmente dans le sang, de l'autre côté de la paroi de l'intestin. L'insuline permet de faire entrer le sucre dans les cellules pour qu'il soit transformé en énergie. Toutefois, l'organisme profite de cet apport de sucre supplémentaire pour stocker des graisses de réserve en cas de période de jeûne. Ce qui explique qu'à chaque fois que nous mangeons des sucres rapidement assimilés par l'intestin, le cerveau est aussitôt averti et demande au pancréas de sécréter de l'insuline afin de maintenir un taux correct de sucre dans le sang, favorisant alors la fabrication de graisses.

De même, l'insuline peut trop diminuer la quantité de sucre dans le sang. Le cerveau, pensant alors que le sucre est insuffisant, va en demander davantage pour éviter un coma, réveillant la sensation de faim. C'est ce qui arrive lorsque nous consommons une confiserie en dehors d'un repas : nous avons ensuite faim très rapidement et envie d'en consommer d'autres.

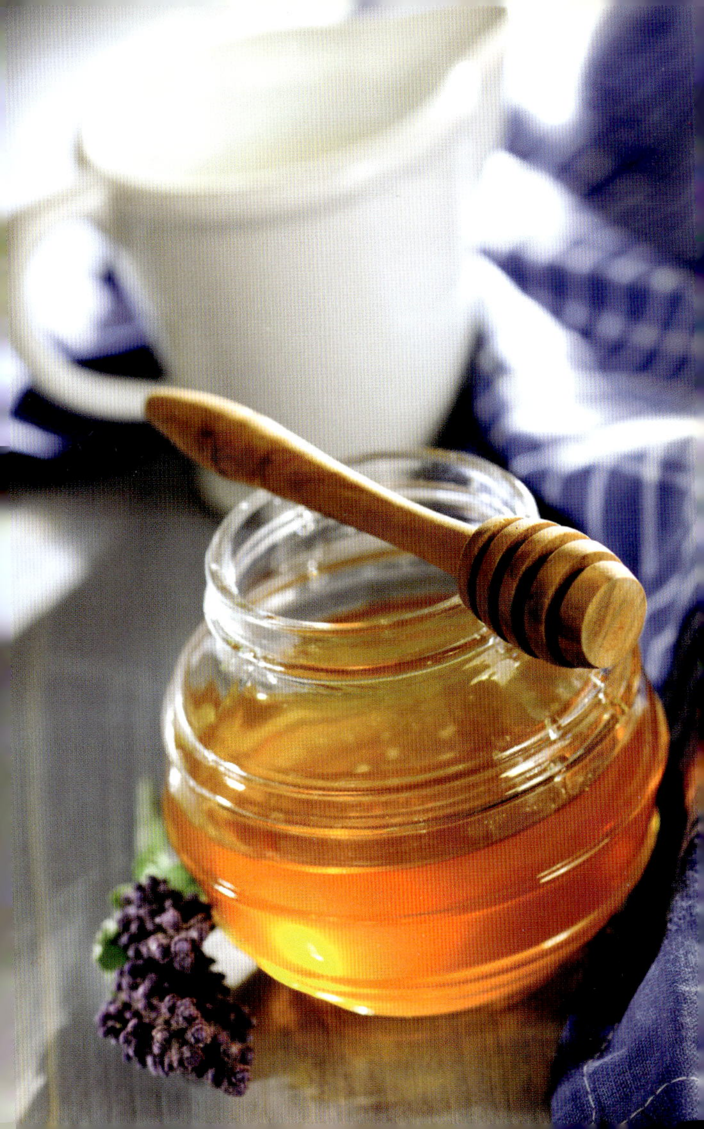

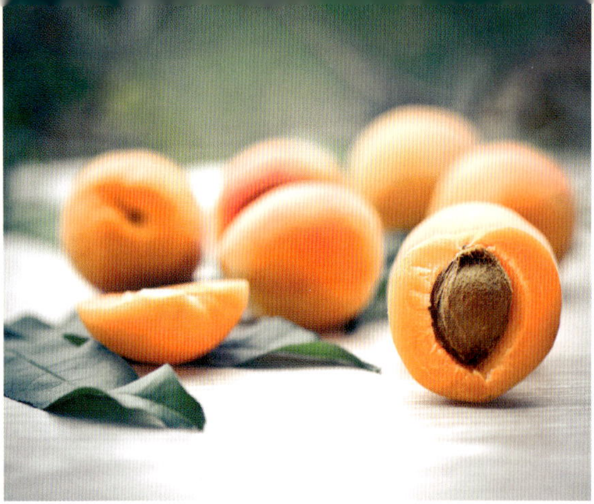

Où trouve-t-on les glucides ?

Les glucides dont notre corps a besoin sont apportés par les aliments d'origine végétale, tels que les fruits, les légumes et les légumineuses, mais aussi par les produits laitiers, qui contiennent un glucide particulier, le lactose.

Il existe des aliments qui contiennent des sucres à absorption lente et d'autres à absorption rapide. La vitesse d'absorption des sucres d'un aliment par l'intestin dépend de sa composition, des fibres qui l'accompagnent, de sa cuisson (qui casse les fibres et donc augmente la vitesse d'absorption) et de la présence ou de l'absence d'autres nutriments. C'est pourquoi il est préférable de déguster une pâtisserie à la fin d'un repas plutôt que seule dans l'après-midi.

L'index glycémique (IG) d'un aliment est sa capacité à faire augmenter plus ou moins vite le taux de sucre dans le sang. Il existe des aliments à index glycémique bas et des aliments à index glycémique élevé. Les premiers ne font pas monter trop rapidement la glycémie et, par conséquent, ne font pas sécréter l'insuline de façon importante. Les seconds sont très vite absorbés et font donc monter le taux de sucre rapidement. Le cerveau, averti de l'augmentation du taux de sucre dans le sang, donne alors l'ordre au pancréas de sécréter de l'insuline.

Quels sont nos besoins en glucides ?

Les glucides sont nécessaires à l'apport d'énergie, et un système de régulation permet d'en disposer en permanence. La glycémie qui reflète le sucre disponible dans le sang doit être constante. Les apports journaliers recommandés (AJR) en glucides sont de 50 à 55 % de l'apport calorique total (1 g de glucides fournit 4 kcal).

Les lipides : carburants de choc

À quoi servent les lipides ?

Les lipides que nous absorbons ont un rôle essentiel pour le bon fonctionnement de notre organisme. Ils possèdent une fonction énergétique et sont à l'origine de la fabrication d'hormones et de messagers du système « réparation inflammation ». Les lipides participent également la structure de notre corps. Ils ont un grand rôle énergétique de réserve, car ils stockent l'énergie de réserve sous forme de triglycérides dans les cellules graisseuses (adipocytes). Lorsque l'organisme a besoin d'énergie, il consomme d'abord des sucres (glucose), mais, lors d'un effort physique prolongé, il va devoir utiliser ses graisses de réserve stockées lors des périodes d'abondance de nourriture.

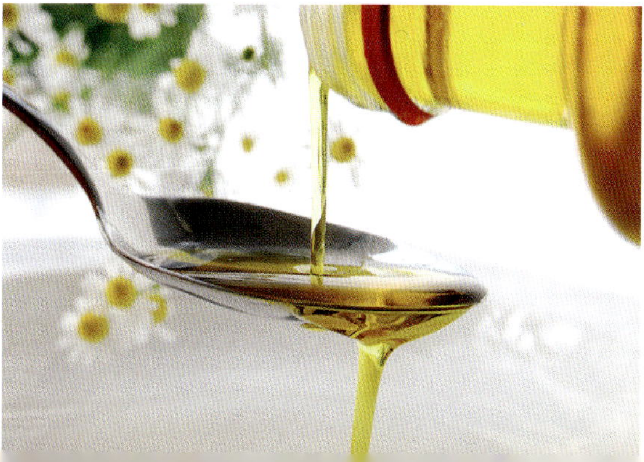

Outre la formation d'énergie, les lipides ont un rôle fonctionnel, car ils fabriquent des hormones stéroïdes et des vitamines, à partir du cholestérol et certaines de nos défenses inflammatoires, grâce aux dérivés des oméga 3 et 6.

Où trouve-t-on les lipides ?

Selon leur composition, les lipides auront des fonctions différentes. Dans les lipides alimentaires, il faut différencier les graisses saturées et les graisses insaturées.

Ces termes indiquent leur composition biochimique. Pour simplifier, les graisses dites saturées sont solides à température ambiante (comme le beurre) et les graisses insaturées sont liquides à température ambiante (comme l'huile). Les premières se trouvent dans les produits laitiers, les viandes, les margarines et les huiles hydrogénées ; les secondes essentiellement dans les huiles et les poissons.

Dans les graisses insaturées, on retrouve les oméga 3 et les oméga 6. Ces deux familles correspondent à des graisses très utiles que nous ne pouvons pas fabriquer et qui sont dites « essentielles » pour cette raison. Elles participent à la formation de la paroi des cellules en leur donnant une bonne fluidité ; mais elles ont des propriétés opposées pour favoriser ou non l'inflammation, la dilatation des vaisseaux et même la croissance des cellules. Les omégas 6 possèdent ainsi des propriétés inflammatoires et de croissance cellulaire que n'ont pas les oméga 3,

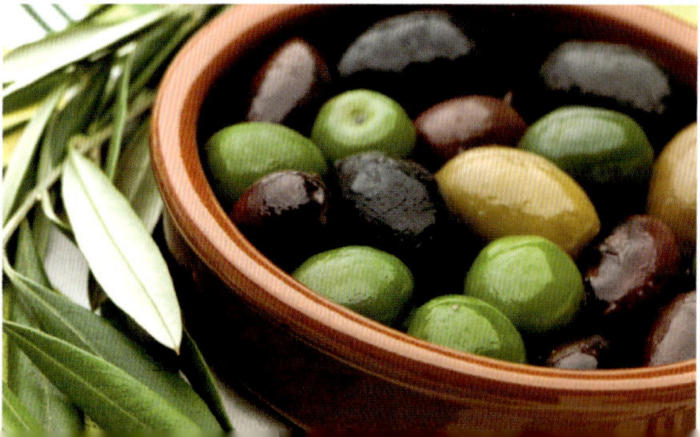

ce qui expliquerait en partie l'hérédité des obésités dues à la nourriture de la mère et du nourrisson lors des premières années de sa vie.

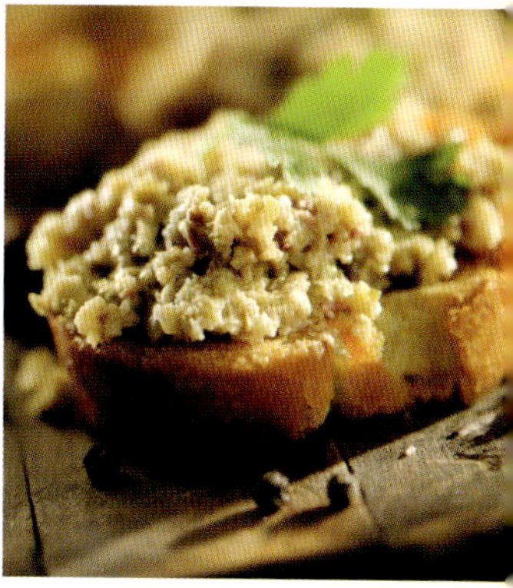

Quels sont nos besoins en lipides ?

Une alimentation trop riche en graisses saturées ou trans et pauvre en oméga 3 augmente le risque d'obésité, de diabète, de maladies cardio-vasculaires et de certains cancers. Même si les graisses sont en général excédentaires dans notre alimentation, en ingérer quotidiennement est indispensable. Notamment des acides gras essentiels, dont une consommation journalière de 5 à 10 g est nécessaire. Les sources les plus économiques sont les huiles de tournesol, de pépins de raisin, de maïs, de soja, de noix. Reste à suivre quelques règles, à savoir utiliser l'huile d'arachide ou l'huile d'olive comme graisse de cuisson, remplacer une viande ou une charcuterie par une viande maigre ou un poisson le plus souvent possible, limiter les pâtisseries, etc. Le but étant de ramener l'apport lipidique journalier à 30 % des calories.

Le cholestérol

Le cholestérol n'est pas un lipide à proprement parler ; il est assimilé à une graisse car, comme elle, il n'est pas soluble dans l'eau. Très utile, il est à l'origine de la fabrication des hormones sexuelles, des sels biliaires (qui aident à digérer les graisses) et de la vitamine D. C'est aussi un constituant de la paroi des cellules, qui contribue à leur stabilité. Nous en mangeons et nous en fabriquons.

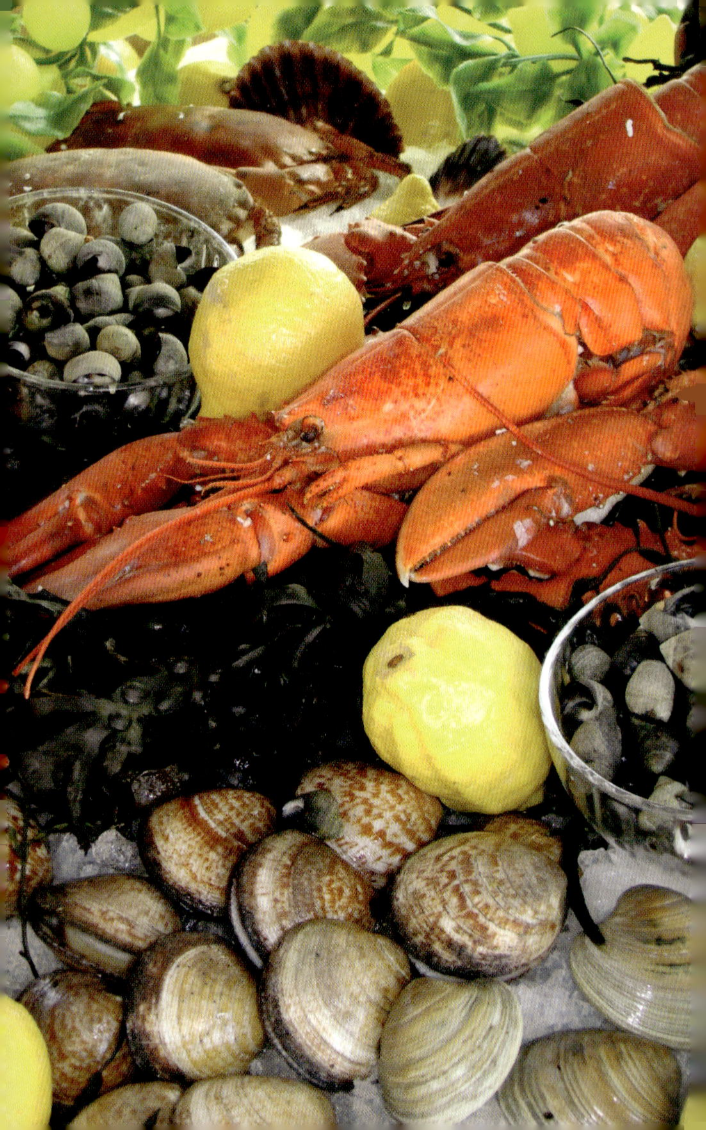

Les particules LDL sont athérogènes (elles ont tendance à boucher les vaisseaux), car leur fonction est d'emmener le cholestérol et les graisses aux organes, donc elles cohabitent avec les tissus. Les HDL ne le sont pas, parce que leur fonction est de ramener les graisses et le cholestérol au foie ; elles ne font que circuler sans pouvoir être captées par les tissus. La consommation de graisses saturées ou d'acides gras trans augmente le taux de LDL et baisse celui de HDL.

Le cholestérol est considéré comme un facteur de risque cardio-vasculaire, mais d'autres facteurs le sont tout autant : le tabagisme, l'obésité, l'âge, le sexe et l'hérédité.

Les vitamines : catalyseurs indispensables

Nécessaires à la vie, les vitamines, à part celles des groupes D et K, ne sont pas fabriquées par l'homme. Il faut donc les trouver dans l'alimentation, voire en supplémentation. L'apport vitaminique recommandé dépend de chacun, sachant que chaque aliment contient une ou plusieurs vitamines, mais jamais toutes.

Les minéraux et les oligo-éléments

Les éléments minéraux indispensables sont classés en deux catégories :

- Les macro-éléments qui sont en grande quantité : le sodium (sel), le potassium, le chlore, le calcium, le phosphore et le magnésium. Ils sont les constituants de nos os et sans eux de multiples réactions ne se feraient pas.
- Les oligo-éléments qui sont en très petite quantité mais indispensables.

Ce sont le fer, le zinc, le cuivre, le manganèse, le sélénium, le chrome, le fluor, le cobalt, le silicium, le lithium, le nickel et d'autres encore moins connus.

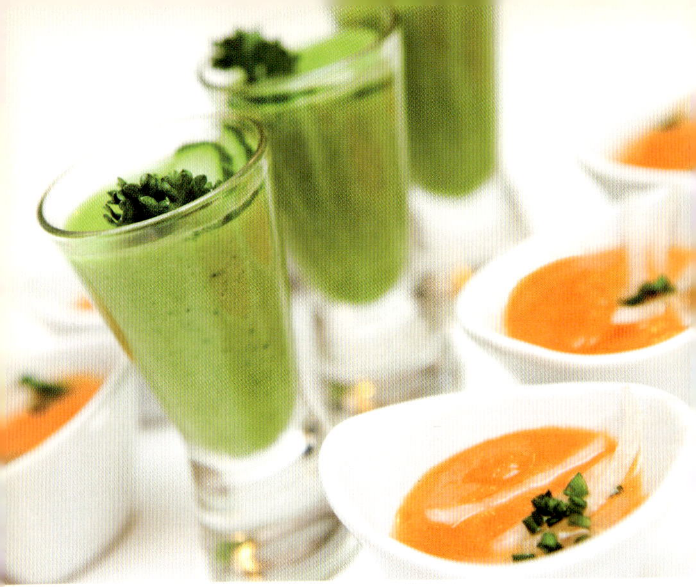

Ils sont l'étincelle nécessaire au déclenchement des réactions chimiques qui nous permettent de tout faire : bouger, synthétiser des hormones, détoxifier...

Le sodium

C'est le sel. Souvent associé au chlore, il sert à transmettre l'influx nerveux et musculaire. Il permet aussi, grâce à son échange à travers les parois, de maintenir la même pression de chaque côté des membranes pour qu'elles n'éclatent pas. Sa carence entraîne une déshydratation profonde. Son excès de consommation peut être nocif chez les sujets hypertendus, obèses ou souffrant d'une insuffisance cardiaque. On en trouve suffisamment dans les aliments naturels. Hormis l'intérêt qu'il présente comme rehausseur de goût, il ne doit pas être ajouté en trop grande quantité. Attention aux plats préparés qui sont une source cachée de sel !

Les fibres

Les fibres sont la partie des aliments que notre organisme ne peut pas digérer. Ce sont des sucres complexes qui résistent aux enzymes digestives ; elles restent dans le tube digestif et sont évacuées par les selles. Elles ne représentent pas une source d'énergie à proprement dite, mais aident l'intestin à faire correctement son travail de tri, de digestion et d'assimilation. Les fibres sont dites solubles dans l'eau (comme le sel qui se mélange et paraît invisible) ou insolubles dans l'eau comme l'huile. Nous devrions consommer de 20 à 25 g de fibres par jour.

Dans quels aliments trouver des fibres ?

– Dans les céréales, où elles sont concentrées dans l'enveloppe et le germe. Par conséquent, plus les céréales sont raffinées, moins la teneur en fibres est importante.

– Dans les légumes secs avec en plus des vitamines et des minéraux.

– Dans les légumes et les fruits : leur teneur en eau leur confère une teneur en fibres modeste mais, ramenés au poids sec, ils sont riches en fibres, notamment en fibres solubles.

– Dans les graines entières de légumes secs.

– Dans certains végétaux : oignon, ail, artichaut, chicorée, légumes secs. Ce sont les FOS (fructo-oligosides) qui sont de l'engrais pour les petites bactéries qui tapissent l'intérieur de l'intestin et aident à la digestion, l'assimilation et au tri des aliments.

Les teneurs sont fournies pour 100 g d'aliment. Unités de mesure utilisées :

- Énergie en kilocalories (kcal)
- Protéines, glucides, lipides et fibres en grammes (g)
- Cholestérol et sodium en milligrammes (mg)

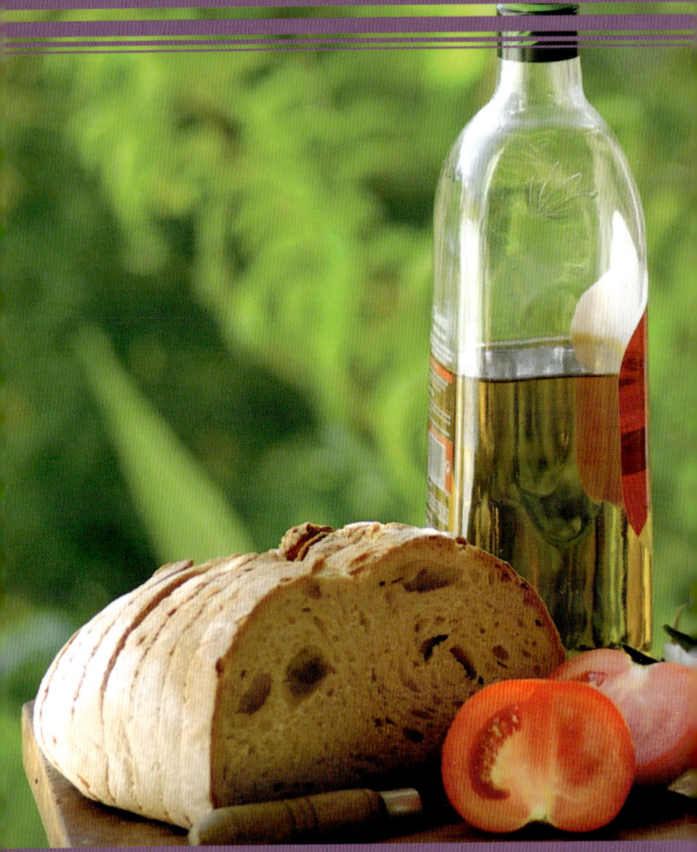

Tableau des calories

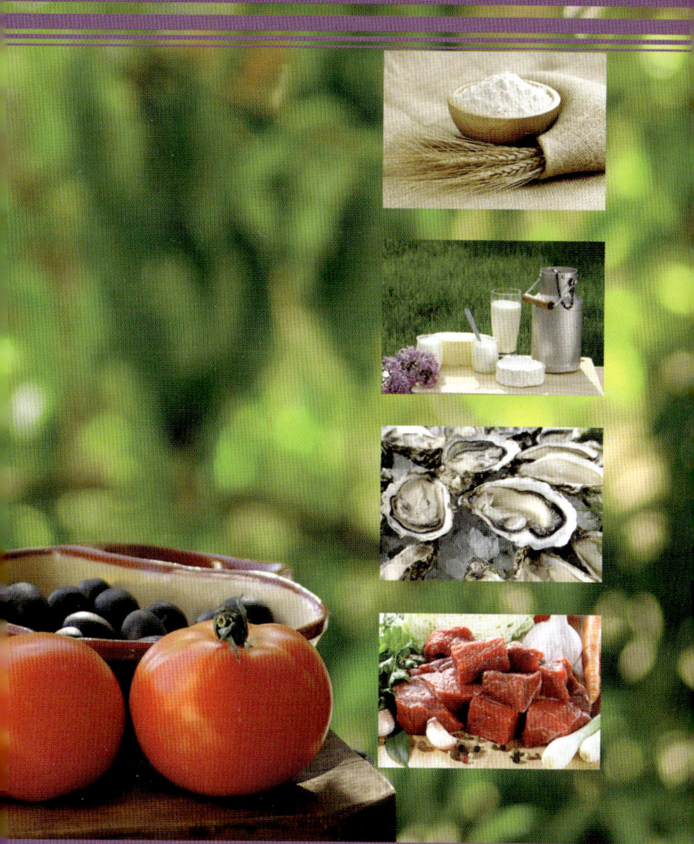

Aromates & condiments

Aromates & condiments	Énergie	Protéines	Glucides	Lipides	Cholestérol	Sodium	Fibres
Ail, frais	92,6	7,1	14,9	0,5	0	13,4	1,8
Basilic, frais	38	2,8	5,1	0,7	0	6,5	4,6
Bouillon de bœuf, déshydraté	238	14,5	15,1	13,3	7	22 200	0
Cannelle	147	3,9	25,6	3,19	0	26	54,3
Câpres	22,2	2,36	2,1	0,48	0	2 240	2,4
Cerfeuil, frais	17,8	2,2	0,9	0,6	0	10	2
Ciboule ou ciboulette, fraîche	24,5	2,8	1,8	0,33	0	7,3	2,3
Coriandre, graine	288	12,4	19,5	17,8	0	35	35,5
Cornichon au vinaigre	15	0,9	1	0,4	0	737	1,1
Cumin, graine	407	17,8	33,7	22,3	0	168	10,5
Curry en poudre	275	12,7	25	13,8	0	52	33,2
Épice (aliment moyen)	180	10,5	23	5,1	0	40,4	22,1
Gingembre, moulu	323	9,12	58,3	5,95	0	32	12,5
Guacamole	202	2,3	5,1	19,1	3,6	423	3,2
Herbes aromatiques, fraîches	43,9	4,3	4,2	1,1	0	34,7	7,6
Houmous	275	9,3	6,8	23,4	0	310	5
Ketchup	107	1,7	24,4	0,29	0	1 120	1,6

Aromates & condiments	Énergie	Protéines	Glucides	Lipides	Cholestérol	Sodium	Fibres
Mayonnaise	721	1,36	1,5	78,8	116	478	0
Mayonnaise à l'huile de tournesol	726	1,5	1,5	79,3	116	368	0
Mayonnaise allégée en matière grasse	376	0,7	7,1	38,3	5	870	0
Menthe, fraîche	42,5	3,54	5,3	0,79	0	25,3	6,8
Moutarde (sauce condimentaire)	175	6	4,5	14,8	0,35	2 290	2,4
Olive noire, entière ou dénoyautée, en saumure	130	0,92	0	14	0,1	886	12,5
Olive verte, entière ou dénoyautée, en saumure	125	0,97	0,54	13,2	0	1 680	5,4
Persil, frais	26,7	3,3	1,22	0,94	0	46,9	3,7
Poivre noir, moulu	75,7	11	0,6	3,26	0	44	26,5
Raifort, cru	82,8	7,7	12	0,45	0	13	7,5
Sauce (aliment moyen)	75,3	1,9	6,3	4,6	12	503	1,1
Sauce à la crème	75,9	1,3	5,3	5,5	11,8	560	0,2
Sauce à la crème aux épices	77,9	1,5	5,6	5,5	11,6	550	0,7
Sauce à la crème aux herbes	74,8	1,4	5,2	5,4	11,4	544	0,5
Sauce aigre-douce	97	0,46	23,8	0,1	0	254	0,7

Aromates & condiments	Énergie	Protéines	Glucides	Lipides	Cholestérol	Sodium	Fibres
Sauce au beurre	198	0,85	4,07	19,8	51,4	501	0,1
Sauce au curry	101	0,8	9,3	6,77	7,5	430	7
Sauce au fromage	114	4,4	5,1	8,46	29	654	0,5
Sauce au vin rouge	48,1	0,92	3,2	2,1	4,7	691	0,4
Sauce au yaourt	96,2	3,7	4,8	6,9	3	508	1,1
Sauce aux champignons	84,2	1,56	11,4	3,6	15	355	0,3
Sauce barbecue	69,8	1,8	11,6	1,8	0	815	1,2
Sauce béarnaise	474	1,25	4,4	50,2	66,6	644	0,7
Sauce béarnaise, allégée	411	1,5	6,73	42	50	640	0
Sauce béchamel, en brique	96,6	2,52	7,4	6,32	30	321	1
Sauce de soja	59,2	8,12	6,5	0,08	0	5 670	0,4
Sauce hollandaise	208	1,8	3,5	20,7	117	413	0
Sauce Mornay	103	5,5	8,4	5,3	30	490	0
Sauce moutarde	239	1,66	6,8	22,8	40,8	940	0,4
Sauce pesto	513	6,3	6,4	51,4	18,2	1 024	0
Sauce tomate, à la viande	89,4	4,5	6,6	5	13,7	532	1,8
Sauce tomate, sans viande	52,6	1,43	7	2,1	0	513	1,5
Sauce vinaigrette	260	0,4	4,4	26,8	0,5	975	0,1

Aromates & condiments	Énergie	Protéines	Glucides	Lipides	Cholestérol	Sodium	Fibres
Sauce vinaigrette à l'huile d'olive	503	0,13	1,3	55,3	0,47	944	0
Sauce vinaigrette, allégée	252	0,1	4,7	25,9	0	978	0
Sel de mer	0	0	0	0	0	36 250	0
Sel fin ou gros	0	0	0	0	0	38 758	0
Tapenade d'olives	168	2,09	1,7	17	0	1 175	2,2
Thym sec	211	9,1	26,9	7,43	0	55	37
Vinaigre	21,9	0,3	0,3	0,2	0	20	0

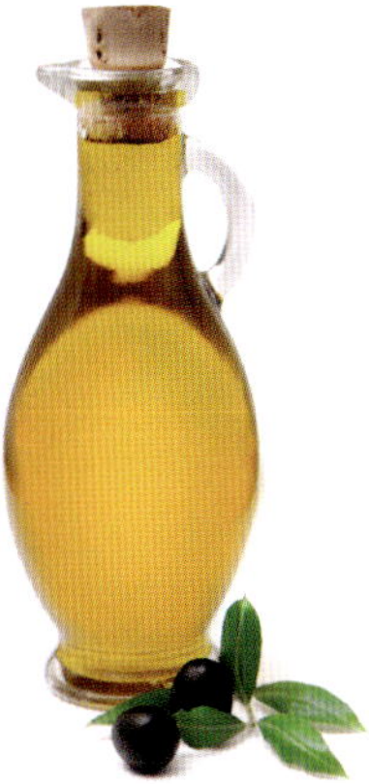

Céréales & pâtes

Céréales & pâtes	Énergie	Protéines	Glucides	Lipides	Cholestérol	Sodium	Fibres
Blé dur précuit, cuisiné, en sachet micro-ondable	175	4,8	26,4	5,6	0	580	2,4
Blé dur précuit, grains entiers, cuit	139	4,7	28,7	0,6	0,12	8	2,6
Blé dur précuit, grains entiers, sec	348	11,3	71,9	1,7	0,4	17	5,2
Couscous, graine cuite	175	6,7	34,7	0,77	0	73	1,4
Couscous, graine sèche	347	12,8	69,5	2	0	20	3,4
Gnocchi aux pommes de terre	173	5	33,6	2,05	129	402	1,5
Pâtes alimentaires au blé complet, cuites	92	5,2	15,8	0,94	0	3,5	3,7
Pâtes alimentaires aux œufs, cuites	110	5,8	17,9	1,7	29,4	16,8	1,35
Pâtes alimentaires aux œufs, fraîches, rayon frais	275	10,8	48,9	4	48,6	26	2,9
Pâtes alimentaires, cuites	115	3,95	23,5	0,58	0	1,3	1,6
Polenta ou semoule de maïs, cuite	193	4,4	40,8	1,4	0,05	1	1,3
Riz blanc étuvé, cuit	130	2,8	28,8	0,37	0	2	0,9

Céréales & pâtes	Énergie	Protéines	Glucides	Lipides	Cholestérol	Sodium	Fibres
Riz blanc étuvé, sec	346	6,6	78,1	0,8	0	3,4	1,6
Riz blanc, cuit	120	2,3	27,2	0,21	0,3	1	0,4
Riz blanc, sec	349	7	78,1	1	0,9	3,8	1
Riz complet, cuit	134	2,4	29,2	0,9	0	5	1,6

Céréales du petit déjeuner et barres

Céréales du petit déjeuner et barres	Énergie	Protéines	Glucides	Lipides	Cholestérol	Sodium	Fibres
Barre céréalière « ligne » au chocolat, enrichie en vitamines et minéraux	395	8,5	76,3	6,5	0	425	2
Barre céréalière « ligne » aux fruits, enrichie en vitamines et minéraux	395	8	77	6,5	0	425	1,8
Barre céréalière à base de céréales pour petit déjeuner et de lait, enrichie en vitamines et minéraux	425	7	69,9	13,3	0	280	1,2

Céréales du petit déjeuner et barres	Énergie	Protéines	Glucides	Lipides	Cholestérol	Sodium	Fibres
Barre céréalière aux amandes ou aux noisettes	452	6	63,5	19,3	0	165	2,5
Barre céréalière aux fruits	412	5,12	70,8	12	0	318	4,2
Barre céréalière chocolatée	432	5,5	67	15,8	3,3	174	3,4
Barre céréalière diététique, hypocalorique	346	24,7	46	7,78	0	200	6
Boules de maïs soufflées au miel, enrichies en vitamines et minéraux	381	5,3	87,5	1,1	0	450	1,3
Boules de maïs soufflées chocolatées, enrichies en vitamines et minéraux	379	5,9	82	3	0	467	2,5
Céréales pour petit déjeuner « ligne » au chocolat, enrichies en vitamines et minéraux	396	11,8	71,7	6,9	0	627	4
Céréales pour petit déjeuner « ligne » aux fruits, enrichies en vitamines et minéraux	363	10,8	73,2	3	0	652	5,1

Céréales du petit déjeuner et barres	Énergie	Protéines	Glucides	Lipides	Cholestérol	Sodium	Fibres
Céréales pour petit déjeuner « ligne » nature, enrichies en vitamines et minéraux	372	13	77	1,3	0	835	3
Céréales pour petit déjeuner chocolatées sucrées, non fourrées, enrichies en vitamines et minéraux	385	6,7	79,8	4,3	0	442	3,9
Céréales pour petit déjeuner fourrées au chocolat ou chocolat-noisettes, enrichies en vitamines et minéraux	432	8	68,4	14	3	357	3,5
Céréales pour petit déjeuner fourrées, fourrage autre que chocolat, enrichies en vitamines et minéraux	400	6,5	74	8,7	1	170	5
Céréales pour petit déjeuner riches en fibres, enrichies en vitamines et minéraux	339	10,1	66	3,8	0	603	12,8
Céréales pour petit déjeuner sucrées (aliment moyen)	383	7,5	79,8	3,8	0,3	542	3,4

Céréales du petit déjeuner et barres	Énergie	Protéines	Glucides	Lipides	Cholestérol	Sodium	Fibres
Céréales pour petit déjeuner très riches en fibres, enrichies en vitamines et minéraux	280	14	48	3,5	0	900	27
Flocons d'avoine, cuits à l'eau	53,2	2,45	8,8	1	0	1	1,7
Grains de blé soufflés au miel ou au caramel, enrichis en vitamines et minéraux	375	6,8	83	1,8	0	32,8	3,5
Grains de blé soufflés chocolatés, enrichis en vitamines et minéraux	370	8,95	75	3,84	0	114	6
Muesli (aliment moyen)	424	8,5	63	15,3	5,8	226	6,7
Muesli croustillant au chocolat, enrichi en vitamines et minéraux	445	8,4	63	17,7	10,6	204	6,7
Muesli croustillant aux fruits ou fruits secs, enrichi en vitamines et minéraux	437	7,7	63,7	16,8	5,4	285	6,3
Muesli floconneux aux fruits ou fruits secs, allégé en matière grasse, enrichi en vitamines et minéraux	360	6,9	77,2	2,6	16	548	5

Céréales du petit déjeuner et barres	Énergie	Protéines	Glucides	Lipides	Cholestérol	Sodium	Fibres
Muesli floconneux aux fruits ou fruits secs, enrichi en vitamines et minéraux	358	9,8	64,4	6,8	1,1	350	10
Muesli floconneux aux fruits ou fruits secs, sans sucre ajouté	346	11,2	60,5	6,6	0	49	8,3
Multicéréales soufflées ou extrudées, enrichies en vitamines et minéraux	415	7	77,6	8,5	0	375	3,3
Pétales de blé avec noix, noisettes ou amandes, enrichis en vitamines et minéraux	383	10,3	68,6	7,5	0	600	8,2
Pétales de blé chocolatés, enrichis en vitamines et minéraux	373	9	76,9	3,3	0	188	5,5
Pétales de maïs glacés au sucre, enrichis en vitamines et minéraux	371	5	86	0,8	0	525	2,4
Pétales de maïs nature, enrichis en vitamines et minéraux	367	7,6	82,3	0,8	0,4	815	2,9

Céréales du petit déjeuner et barres	Énergie	Protéines	Glucides	Lipides	Cholestérol	Sodium	Fibres
Riz soufflé au chocolat, enrichi en vitamines et minéraux	384	5,4	84,2	2,9	0	385	2,5
Riz soufflé nature, enrichi en vitamines et minéraux	382	7	85	1,5	0	700	1,51

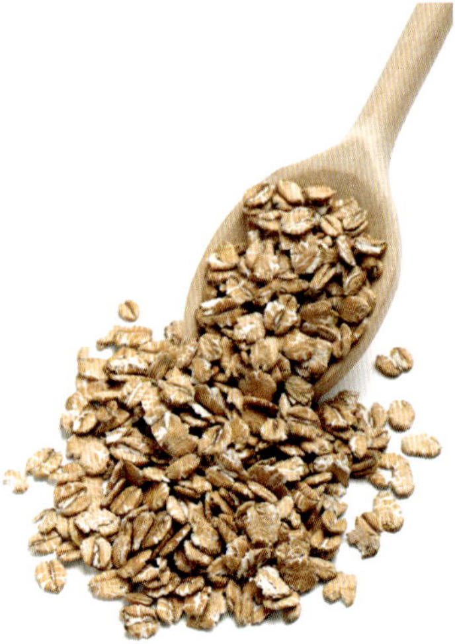

Corps gras

Corps gras	Énergie	Protéines	Glucides	Lipides	Cholestérol	Sodium	Fibres
Beurre allégé (aliment moyen)	348	3,1	5,6	34,8	83	260	0
Beurre demi-sel	735	0,7	0,8	81	215	800	0
Beurre doux	748	0,7	0,5	82,6	226	12	0
Beurre léger, 39-41 % de MG	388	7	1	39,5	84,5	19,7	0
Beurre léger, demi-sel, 39-41 % de MG	388	7	1	39,6	0	708	0
Corps gras végétal pour friture, en pain	900	0	0	100	0,6	0	0
Graisse d'oie	896	0	0	99,6	100	0	0
Graisse de canard	898	0	0	99,8	100	0	0
Huile d'arachide	899	0	0	99,9	0,75	0	0
Huile d'olive vierge	898	0	0	99,8	0,1	0	0
Huile de colza	900	0	0	100	0	0	0
Huile de foie de morue	899	0	0	99,9	450	0	0
Huile de maïs	899	0	0	99,9	1	0	0
Huile de noix	899	0	0	99,9	1,48	0	0
Huile de pépins de raisin	900	0	0	100	0,4	0	0

Corps gras	Énergie	Protéines	Glucides	Lipides	Cholestérol	Sodium	Fibres
Huile de soja	899	0	0	99,9	0	0	0
Huile de tournesol	900	0	0	100	0	0	0
Huile végétale (aliment moyen)	899	0	0	99,9	0	0	0
Lard gras, cru	670	10	0	70	70	38	0
Margarine à 80 % de MG, au tournesol	736	0,1	0,2	81,6	0	95,3	0
Matière grasse à 35 % de MG, légère, enrichie en stérols/stanols	331	0,1	4	35	1	0,27	0
Matière grasse à 38-41 % de MG, légère, à tartiner	351	1,7	0,6	38	1	0,27	0
Matière grasse à 38-41 % de MG, légère, à tartiner, demi-sel	350	1,5	0,6	38	0	591	0
Matière grasse à 55-60 % de MG, allégée, riche en oméga 3 et 6	521	0,03	0,1	57,8	1	110	0
Matière grasse à 60 % de MG, allégée	540	0	0,1	59,9	0,92	150	0

Corps gras	Énergie	Protéines	Glucides	Lipides	Cholestérol	Sodium	Fibres
Matière grasse composée à 60 % de MG, allégée	533	0,4	0,1	59	48	0	0
Matière grasse laitière à 25 % de MG, légère, à tartiner	270	0,9	10	25,2	69,9	0	0
Saindoux	900	0	0	100	95	2	0

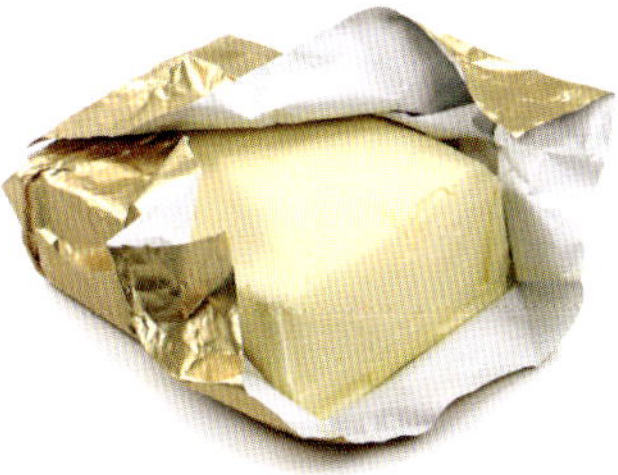

Œufs

Œufs	Énergie	Protéines	Glucides	Lipides	Cholestérol	Sodium	Fibres
Blanc d'œuf, cuit	45,5	10,3	0,71	0,17	0	155	0
Jaune d'œuf, cuit	346	16,5	0,6	30,9	1 200	49	0
Œuf à la coque	148	12,3	0,8	10,6	363	117	0
Œuf au plat, frit, salé	186	12	0,83	15	457	180	0
Œuf brouillé	181	10,9	1,73	14,5	399	200	0
Œuf dur	148	12,3	0,8	10,6	363	117	0
Œuf poché	142	12,5	0,8	9,9	422	85	0
Œuf cru	142	12,6	0,8	9,86	378	125	0
Omelette au fromage	246	17,7	0,5	19,3	254	194	0
Omelette aux champignons	120	8,4	1	9,2	249	109	0,3
Omelette aux fines herbes	141	9,4	0,7	11,2	303	134	0,4
Omelette aux lardons	214	14,6	1,1	16,8	273	602	0
Omelette nature	162	10,6	0,65	13	356	200	0

Produits de la mer

Crustacés & mollusques

Crustacés & mollusques	Énergie	Protéines	Glucides	Lipides	Cholestérol	Sodium	Fibres
Bigorneau, cuit	135	26,1	5	1,2	100	1 000	0
Bulot ou buccin, cuit	114	25	0	1,53	125	317	0
Calmar ou calamar, frit	254	8,7	28,97	11,5	118	852	0,13
Clam, praire ou palourde, cuit à l'eau	36,2	6,8	0	1	34	47,6	0
Coquille Saint-Jacques, noix et corail, crue	77,4	15,4	2,3	0,73	33	161	0
Coquille Saint-Jacques, noix et corail, cuite	106	23,4	0	1,4	90	270	0
Crabe ou tourteau, cuit à l'eau	127	19,5	0	5,23	75	385	0
Crabe, appertisé	138	22,9	1	4,77	78	1 000	0
Crevette, cuite	96,3	21,3	0,3	1,1	160	651	0
Écrevisse, crue	70,6	15,2	1,1	0,6	132	539	0
Fruit de mer (aliment moyen)	92,9	16,8	2,4	1,81	84,8	545	0
Homard, cuit à l'eau	89,5	18,7	0,3	1,5	129	654	0
Huître creuse, crue	22	3,5	0,8	0,53	50	635	0

Crustacés & mollusques	Énergie	Protéines	Glucides	Lipides	Cholestérol	Sodium	Fibres
Langouste, cuite à l'eau	136	26,4	0	1,94	70	227	0
Langoustine, panée, frite	324	12,5	29	17,5	100	400	0
Moule, cuite à l'eau	115	19	3,1	2,99	38	409	0
Seiche, crue	88	17,8	0	0,95	112	234	0

Poissons

Poissons	Énergie	Protéines	Glucides	Lipides	Cholestérol	Sodium	Fibres
Anchois commun cru	113	19,4	1,1	3,4	35	58	0
Anchois commun mariné	136	23,9	2,7	3,3	105	2 230	0
Anchois, filets à l'huile, semi-conserve, égoutté	182	26,4	0,2	8,45	75,5	4 965	0
Anguille cuite au four	229	23,6	0	15	161	65	0
Anguille pochée	204	20,5	0	13,5	140	80	0
Bar commun ou loup, cru	104	19,1	0	3,05	80	68,5	0
Brochet cuit au four	94,1	21,5	0	0,9	58	56	0
Cabillaud cru	76,9	18,3	0	0,4	40,8	65,4	0

Poissons	Énergie	Protéines	Glucides	Lipides	Cholestérol	Sodium	Fibres
Cabillaud cuit à la vapeur	82,4	18,8	0	11,8	70	50	0
Cabillaud cuit au four	98	21,8	0	1,2	56	90	0
Carpe cuite au four	136	20,4	0	6	75	55	0
Carrelet ou plie cuit à la vapeur	94	19	0	2	80	100	0
Caviar, semi-conserve	253	25	0	17	440	1 700	0
Daurade grise, dorade grise ou griset, crue	76,4	18,7	0	0,18	0	68,5	0
Églefin à la vapeur	89	20,9	0	0,6	38	73	0
Églefin pané, frit	160	14,7	2,8	10	0	290	0,3
Éperlan, cru	95,6	17,6	0	2,8	70	60	0
Espadon, cuit au four	148	25,4	0	5,14	50	115	0
Flétan (de l'Atlantique), cru	110	21,3	0	2,8	52,3	64	0
Foie de morue appertisé, égoutté	518	4,6	0	55,1	800	589	0
Grenouille, cuisse, crue	67,8	16,4	0	0,25	50	55	0
Haddock (fumé) ou églefin fumé	104	25,2	0	0,48	77	763	0
Hareng fumé	146	16,5	1	8,49	49,9	1 593	0
Hareng fumé à l'huile	198	15,1	1,1	14,8	49,9	1 630	0

Poissons	Énergie	Protéines	Glucides	Lipides	Cholestérol	Sodium	Fibres
Hareng mariné ou rollmops	237	14,7	10,1	15,3	65	1 025	0
Hareng frit	233	23	1,5	15	68,5	100	0
Hareng grillé	181	20,1	0	11,2	43	160	0
Julienne ou lingue, crue	80,8	19,4	0	0,35	40	135	0
Lieu noir, cuit	102	23,1	0,2	1,02	105	136	0
Limande-sole à la vapeur	90,5	20,6	0	0,9	73	120	0
Limande-sole panée, frite	217	16	9	13	65	140	0,6
Lotte ou baudroie, grillée	93,8	20,6	0	1,27	26	24,5	0
Maquereau fumé	227	20,9	0	15,9	80	731	0
Maquereau cuit au four	249	23,9	0	17	75	83	0
Maquereau, filet au vin blanc, appertisé, égoutté	220	22,4	1	14,5	62,4	357	0
Maquereau, filet sauce moutarde, appertisé, égoutté	217	15,6	1,5	16,5	71,5	405	0
Maquereau, filet sauce tomate, appertisé, égoutté	215	13,7	1,3	17,2	75	248	0,2
Maquereau frit	234	14,5	0	19,5	85	150	0

Poissons	Énergie	Protéines	Glucides	Lipides	Cholestérol	Sodium	Fibres
Merlan à la vapeur	389	20,9	0	0,9	55	110	0
Merlan frit	177	18,1	3	10,3	110	171	0
Merlu, cuit à l'étouffée	67,3	14,9	0	0,86	38,6	88,9	0
Morue, salée, pochée	90,9	21,2	0	0,68	45	2 320	0
Mousse de poisson	185	13	2,8	13,5	78	584	0,2
Mulet, cuit au four	143	24,8	0	4,9	63	70	0
Œufs de lump, semi-conserve	88,6	11,2	1	4,42	253	2 054	0
Pâté à base de poisson ou de crustacés	248	10,8	3,5	21,2	37,3	999	0
Perche, cuite au four	95,4	21,6	0	1	93	73	0
Poisson cuit (aliment moyen)	154	19,7	4	6,5	48,2	316	0,1
Poisson en sauce, surgelé	101	10,6	4,2	4,6	28	386	0,1
Poisson pané congelé, cru	174	11,5	15,8	7,23	26,5	460	1
Poisson pané frit	202	11,9	15,3	10,3	36	430	0,7
Poisson, croquette, frit	220	13,2	10,2	14,1	32	424	0,6
Raie cuite au court-bouillon	69	15	0	1	65	110	0
Raie cuite au four	80,1	18,9	0	0,5	0	150	0

Poissons	Énergie	Protéines	Glucides	Lipides	Cholestérol	Sodium	Fibres
Rascasse, crue	90	18,8	0	1,64	35	75	0
Rillettes de saumon	231	13,6	3,4	18,1	29,9	443	0
Rillettes de thon	223	15,6	1,7	17,1	44,9	409	0
Rouget-barbet de roche, cuit à l'étouffée	100	15,5	0	4,25	60,6	82,6	0
Roussette, cuite	246	17,7	7	16,3	60	207	0,2
Sardine à l'huile d'olive, conserve, égouttée	201	24,3	0,8	11,2	47,6	291	0
Sardine à l'huile, appertisée, égouttée	227	26,9	0	13,3	65	315	0
Sardine, filets sans arêtes à l'huile d'olive, appertisés, égouttés	240	20,3	1,4	17	0	282	0
Sardine grillée	196	24,7	0	10,8	70	760	0
Sardine, sauce tomate, appertisée, égouttée	165	16,4	1	10,6	78	406	0
Saumon fumé	195	20,8	0	12,4	72,1	1 028	0
Saumon cru, élevage	190	19,5	0	12,5	60,3	42,3	0
Saumon cuit à la vapeur	201	23,6	0	11,8	54	51,5	0
Sole cuite à la vapeur	69,8	15,2	0	1	65	105	0
Sole cuite au four	73	16	0	1	65	117	0
Surimi, bâtonnets	102	8,4	11,8	2,4	10,8	662	0

Poissons	Énergie	Protéines	Glucides	Lipides	Cholestérol	Sodium	Fibres
Tarama préemballé	463	5,49	4,7	46,9	65,2	566	0
Terrine de poisson	161	9,19	5,5	11,4	37,3	832	0
Thon à l'huile, appertisé, égoutté	234	25,5	0	14,7	33	410	0
Thon germon ou thon blanc, à l'huile d'olive, appertisé, égoutté	198	30,1	0,9	8,18	40,1	270	0
Thon germon ou thon blanc, cuit vapeur sous pression	166	30	0	5,06	54	41,1	0
Thon, au naturel, appertisé, égoutté	110	24,8	0	1,24	49	293	0
Thon cru	134	24,6	0	4	33	54	0
Thon cuit au four	163	29,4	0	5	48	48	0
Truite arc-en-ciel, élevage, cuite à la vapeur	119	20	0	4,3	60	65	0
Truite arc-en-ciel, élevage, cuite au four	159	23,3	0	7,3	70	52,3	0
Truite fumée	175	23,4	0,9	8,65	47,9	1 270	0
Truite, cuite à la vapeur	106	19	0	3,3	57	55	0
Truite, cuite au four	125	22,8	0	3,8	66	70	0
Turbot, cuit au four	116	20,6	0	3,78	62	192	0

Viandes, abats & charcuteries

Abats

Abats	Énergie	Protéines	Glucides	Lipides	Cholestérol	Sodium	Fibres
Cervelle d'agneau, cuite	136	11,1	0,4	9,97	2 224	136	0
Cervelle de porc, braisée	157	12,1	0	12,1	2 552	90	0
Cervelle de veau, cuite	156	12	0	12	2 630	150	0
Cœur de bœuf, cuit	163	27,9	0	5,7	200	100	0
Foie d'agneau, cuit	162	24,6	2,5	6	360	84	0
Foie de génisse, cuit	152	23,6	3,8	4,7	290	86,9	0
Foie de poulet, cuit	160	24,5	0,8	6,51	563	76	0
Foie de veau, cuit	159	22,3	4	6	315	81,5	0
Foie de volaille, cuit	169	25,1	1	7,2	520	95	0
Gésier de canard, confit, appertisé	148	32,4	0,2	2,1	355	766	1
Langue de bœuf, cuite	258	24,2	0	17,9	80	63	0
Langue de veau, cuite	237	21	0	17	162	0	0
Ris de veau, braisé ou poêlé	165	31,6	0	4,3	275	66	0
Rognon d'agneau, braisé	155	24,6	0	6,3	610	151	0

Abats	Énergie	Protéines	Glucides	Lipides	Cholestérol	Sodium	Fibres
Rognon de veau, braisé ou poêlé	167	26	0	7	396	110	0
Rognon de bœuf, cuit	171	27	0	7	436	94	0
Rognon cuit (aliment moyen)	164	25,9	0,1	6,7	466	109	0
Rognon de porc, cuit	144	25,4	0	4,7	700	80	0

Charcuteries & salaisons

Charcuteries & salaisons	Énergie	Protéines	Glucides	Lipides	Cholestérol	Sodium	Fibres
Andouille	270	22,5	0,2	20	330	1 130	1
Andouillette	231	19,4	0,2	17	290	790	0
Andouillette, poêlée	303	24,5	1	22,3	344	1 090	1
Boudin blanc, poêlé	249	11,6	4,1	20,7	50	711	0
Boudin noir, poêlé	261	14,8	1,8	21,6	73,8	749	0
Cervelas	302	11,3	1,07	28	60	748	0
Charcuterie (aliment moyen)	232	18	2,1	16,8	75,2	950	0,07
Chipolata crue	249	15,6	0,3	20,6	57,4	740	0
Chipolata cuite	309	19	1	25,4	0	0	0

Charcuteries & salaisons	Énergie	Protéines	Glucides	Lipides	Cholestérol	Sodium	Fibres
Chorizo sec	477	23,8	1,15	41,9	108	1 730	0
Confit de canard	220	30,7	0	10,8	132	944	0
Coppa, sèche	241	25,7	0,61	15,1	66	1 850	0
Filet de bacon, cuit	122	23	0,4	3,18	55	1 260	0
Foie gras de canard, entier, appertisé	512	7,4	1,6	52,9	1 040	423	0
Foie gras, appertisé	521	6,9	1,8	54	395	523	0
Fromage de tête	169	14,9	0,3	12	61	603	0
Galantine	271	15,8	2	22,2	70	810	0
Jambon cru	287	28,4	0,5	19	76,6	2 090	0
Jambon cru, fumé	303	26,2	0,2	21,9	70	1 620	0
Jambon cuit	105	17,1	1,72	3,35	33,5	707	0
Jambon cuit supérieur	120	21,4	0,5	3,6	56,4	780	0
Jambon cuit supérieur, DD	118	20,2	0,44	3,9	34	772	0
Jambon cuit, de Paris, DD	116	19,7	0,79	3,83	50	783	0
Jambon cuit, fumé	157	20,7	0,59	8	62	1 887	0
Jambon en croûte	226	14,3	16,1	11,6	24,9	683	0,6
Jambon sec, découenné, dégraissé	236	27,4	0,54	13,8	66	2 105	0
Jambonneau, cuit	135	19,8	0,81	5,85	0	910	0

Charcuteries & salaisons	Énergie	Protéines	Glucides	Lipides	Cholestérol	Sodium	Fibres
Lardon fumé, cru	298	16,2	0,56	25,7	57,2	1 376	0
Lardon fumé, cuit	132	23	0,3	4,3	60	1 554	0
Lardon nature, cru	258	16,6	0,69	21	59,4	1 210	0
Merguez, bœuf et mouton, cuite	296	19,6	1,6	23,4	71,4	89,1	1
Mortadelle	310	14,4	1,4	27,4	85	760	0
Mousse de foie	323	11,8	3,62	29	125	810	0
Pancetta ou poitrine roulée, sèche	344	18,9	0,12	29,8	69	1 398	0
Pâté de campagne	336	15,8	1,62	29,6	125	670	0,6
Pâté de foie de porc	352	10,6	2,5	33,3	95	657	0
Pâté de foie de volaille	278	11,9	6	22,9	100	386	0
Pâté de lapin	239	16,6	2	18,3	74,8	341	0
Pâté en croûte	249	11,7	11	17,6	6,2	646	0,4
Quenelle au naturel, appertisée	195	4,9	8,6	15,7	0	501	0
Quenelle de volaille, appertisée	195	6,8	15	12	102	515	0
Quenelle en sauce, appertisée	148	3,6	8	11,3	0	536	0
Rillettes	432	14,8	0,15	41,4	76,1	454	0
Rillettes de porc	429	15,3	0,1	40,8	84,8	465	0

Charcuteries & salaisons	Énergie	Protéines	Glucides	Lipides	Cholestérol	Sodium	Fibres
Rosette ou fuseau	383	25,4	0,85	30,9	70	1 594	0
Salami	460	16	1,7	43,2	80	1 800	0
Saucisse (aliment moyen)	309	15,4	1	27	74,6	730	0,23
Saucisse alsacienne fumée ou gendarme	310	19	3	24,7	84,6	1 101	0
Saucisse cocktail	318	12,6	1,35	29,1	64,1	828	0
Saucisse de Francfort	302	13,2	0,9	27,3	64	828	0,2
Saucisse de Montbéliard	339	16,1	0,7	30,2	65	710	0
Saucisse de Morteau, cuite à l'eau	346	15,2	1	31,3	77,3	809	1
Saucisse de Strasbourg	303	12,4	1	27,7	66,4	739	0,5
Sauicsse de Toulouse, cuite	295	18,8	1	24	88,5	686	1
Saucisson à l'ail	279	14,6	0,7	24,2	100	1 100	0
Saucisson sec	422	26,6	0,9	34,7	91	1 940	0
Terrine de canard	338	14,8	4,5	29	75	865	0

Viandes

Viandes	Énergie	Protéines	Glucides	Lipides	Cholestérol	Sodium	Fibres
Agneau, côtelette, grillée	230	22,6	0	15,5	83	120	0
Agneau, épaule, maigre, rôtie	190	22,3	0	11,2	72	70	0
Agneau, épaule, rôtie	304	22	0	24	74	67,5	0
Agneau, gigot, rôti	226	25	0	14	70	60	0
Bœuf à bourguignon, cuit	196	30	0	8,5	70	68	0
Bœuf à pot-au-feu, cuit	240	28,5	0	14	75	52	0
Bœuf bifteck, grillé	148	28	0	4	55	97,3	0
Bœuf braisé	236	32,1	0	12	70	60	0
Bœuf entrecôte, grillée	203	24,3	0	11,8	70	50	0
Bœuf faux-filet, grillé	162	25,6	0	6,63	62,5	60	0
Bœuf flanchet, cuit	231	29,4	0	12,6	80	52	0
Bœuf rosbif, rôti	134	28	0	2,4	50	65	0
Chevreuil rôti	174	32,6	0	4,8	112	64,5	0
Lapin en ragoût	194	29	0	8,7	90	37	0
Lapin, viande crue	188	20,4	0,5	11,6	58,5	107	0
Lapin, viande cuite	167	20,5	0,5	9,2	75,9	63,2	0
Lièvre en ragoût	192	30	0	8	80	40	0

Viandes	Énergie	Protéines	Glucides	Lipides	Cholestérol	Sodium	Fibres
Porc, côte, crue	175	18,5	0	11,2	54	52,8	0
Porc, côte, grillée	250	28	0	15,3	84	111	0
Porc, échine, rôtie	243	27	0	15	75	60	0
Porc, filet, maigre, cru	122	21,2	0	4,09	33,3	43,8	0
Porc, filet, maigre, en rôti, cuit	158	28,8	0	4,8	73	65	0
Porc, poitrine, crue	252	17	0	20,5	81,6	56,1	0
Porc, rôti, cru	146	21	0	6,89	58,2	47	0
Porc, rôti, cuit	123	19,9	1,1	4,3	91,3	86,9	0
Porc, travers, braisé	389	29,1	0	30,3	100	90	0
Porc, travers, cru	234	18	0	18	33,3	48,3	0
Sanglier rôti	153	28,3	0	4,38	77	60	0
Steak haché 5 % de MG, cru	129	20,6	0	5,2	62	61	0
Steak haché 5 % de MG, cuit	160	25,5	0	6,4	77	74	0
Steak haché 10 % de MG, cru	172	19,5	0	10,4	62	64	0
Steak haché 10 % de MG, cuit	212	24,2	0	12,8	77	78	0
Steak haché 15 % de MG, cru	202	19,1	0	13,9	66	66	0

Viandes	Énergie	Protéines	Glucides	Lipides	Cholestérol	Sodium	Fibres
Steak haché 15 % de MG, cuit	251	22,3	0	18	79	75	0
Steak haché 20 % de MG, cru	252	17	0	20,4	69	68	0
Steak haché 20 % de MG, cuit	309	21	0	25	86	82	0
Veau, côte, cuite	241	26,3	0,2	15,1	108	100	0
Veau, épaule, crue	134	19	0	6,5	81	90	0
Veau, escalope, cuite	151	31	0	3	70	122	0
Veau, filet, rôti	160	28,4	0	5,2	98	93	0
Veau, mijoté	178	34,9	0	4,31	145	93	0
Veau, poitrine crue	136	19,5	0	6,5	90	95	0
Veau rôti	230	29,5	0	12,5	107	83,5	0
Viande cuite (aliment moyen)	198	25,2	0,2	10,7	74,3	100	0

Volailles

Volailles	Énergie	Protéines	Glucides	Lipides	Cholestérol	Sodium	Fibres
Caille, viande et peau, cuite	227	25,1	0	14,1	0	0	0
Canard, magret, cuit à la poêle	191	26,7	0,6	9,05	106	435	0
Canard, viande rôtie	190	25	0	10	120	85	0
Dinde, escalope, sautée	134	28,5	0	2,25	72,5	95,2	0
Dinde, viande, rôtie	144	29,4	0	2,9	75,5	63	0
Faisan, viande, rôtie	215	32,5	0	9,4	120	100	0
Oie, viande, rôtie	274	29,1	0	17,5	75	120	0
Pigeon, viande, rôtie	175	37	0	3	75	100	0
Poule, viande et peau, bouillie	305	25,8	0	22,4	76	76	0
Poule, viande, bouillie	229	30,4	0	11,9	83	78	0
Poulet, blanc, cru	118	22,4	0,44	2,93	60,8	63,8	0
Poulet, blanc, cuit	124	22,2	0	3,93	71	51	0
Poulet, cuisse, viande et peau, rôti	231	25,9	0	14,2	122	103	0
Poulet, viande et peau, rôti	195	24,5	0	10,8	90	82	0
Volaille, cuite (aliment moyen)	166	27,2	0,04	6,23	90	147	0

Légumes

Légumes	Énergie	Protéines	Glucides	Lipides	Cholestérol	Sodium	Fibres
Artichaut, cru	25	2,9	2,8	0,15	0	56,2	3,9
Artichaut, cuit	18	3,1	1	0,18	0	51,6	5,4
Asperge, appertisée égouttée	18,7	2,65	1,17	0,38	0	288	1
Asperge, cuite	16,8	2,4	1,3	0,22	0	14	2
Aubergine, cuite	18,7	0,83	3,4	0,2	0	5,14	2,5
Avocat, frais, pulpe	137	1,9	0,8	13,9	0	0,95	0
Bette, cuite	16,4	1,88	2	0,08	0	208	2,1
Betterave rouge, cuite	41,7	2	8,1	0,14	0,2	26,2	2
Brocoli, cuit	23,2	3,1	1,4	0,6	0,49	20,5	3,3
Carotte, appertisée, égouttée	16,8	0,6	3	0,19	0,04	282	1,9
Carotte, crue	31,8	0,84	6,6	0,27	0	37,6	2
Carotte, cuite	21,9	0,76	4,3	0,18	0	54,9	2,8
Céleri-branche, appertisé	9,4	0,83	1,3	0,1	0	360	2,3
Céleri-branche, cru	12	0,69	1,9	0,18	0	91,9	2
Céleri-branche, cuit	14,4	0,83	2,4	0,16	0	83,1	1,6
Céleri-rave, cru	18,5	1,75	2,2	0,3	0	140	2,7
Céleri-rave, cuit	16,8	0,96	2,8	0,19	0	61	2

Légumes	Énergie	Protéines	Glucides	Lipides	Cholestérol	Sodium	Fibres
Champignon de Paris, sauté	167	2,4	2,8	16,2	0	4	3
Champignon de Paris, appertisé	10,4	1,49	0,2	0,4	0,14	320	2,3
Champignon, tout type, appertisé, égoutté	20,7	11,87	2,56	0,29	0	212	2,4
Champignon, tout type, cru	22,2	3,09	1,7	0,34	0	4,76	2
Chicorée frisée, crue	17,4	1,5	2,3	0,25	0	24,5	2,1
Chou blanc, cru	22	1,25	3,8	0,2	0	13	2
Chou de Bruxelles, appertisé, égoutté	30,2	2,6	2,7	1	0	272	3,1
Chou de Bruxelles, cru	23,1	1,9	3,2	0,3	0	21	1,6
Chou de Bruxelles, surgelé	37,6	3,47	5,3	0,28	0	8	4,5
Chou rouge, cru	21,8	1,44	3,6	0,18	0	18,5	2,2
Chou rouge, cuit à l'eau	21	1,51	3,32	0,19	0	7,42	2,6
Chou vert, cuit	17,6	1,27	2,2	0,41	0,33	6,09	1,9
Chou-fleur, cru	21,8	2,4	2,2	0,3	0,06	8,21	2,4
Chou-fleur, cuit	17,8	1,84	1,61	0,45	0,06	41,6	2,2
Chou-fleur, surgelé	16,2	1,64	2,1	0,14	0	24	1,6
Cœur de palmier, appertisé, égoutté	36,5	2,7	5,04	0,6	0	565	1,8

Légumes	Énergie	Protéines	Glucides	Lipides	Cholestérol	Sodium	Fibres
Concombre, cru, pulpe	9,8	0,59	1,5	0,16	0	2	0,7
Courgette, pulpe et peau, crue	13,2	1,2	1,8	0,14	0,2	2,88	0,8
Courgette, pulpe et peau, cuite	10,2	0,64	1,8	0,05	0,35	10,4	1,4
Cresson de fontaine, cru	11,4	2	0,5	0,15	0	52	0,8
Échalote, crue	21,8	1,9	3,2	0,15	0	11	1,8
Endive, crue	11,3	1	1,6	0,1	0	3,7	2,1
Endive, cuite	10,8	1,5	0,4	0,35	0	23,2	3
Épinard, cru	15,2	2,6	0,53	0,3	0	56	2,8
Épinard, cuit	22,6	1,4	3,6	0,29	0	61,3	3
Fenouil, cru	15,3	1,07	2,3	0,2	0	31,5	2,1
Fenouil, cuit à l'eau	8,6	1,13	0,8	0,1	0	44,1	2
Haricot beurre, appertisé, égoutté	20,6	1,5	3,2	0,2	0	253	1,9
Haricot mungo germé ou pousse de « soja », appertisé, égoutté	16,9	1,94	1,3	0,43	0	136	1,8
Haricot mungo germé ou pousse de « soja », frais	30,2	3,04	4,13	0,18	0	6	1,8

Légumes	Énergie	Protéines	Glucides	Lipides	Cholestérol	Sodium	Fibres
Haricot vert, appertisé, égoutté	21,6	1,34	3,6	0,17	0	282	3,1
Haricot vert, cuit	25,5	1,34	4,4	0,28	0,11	3	4,1
Laitue romaine, crue	14,9	1,41	1,5	0,36	0	5,67	1,4
Laitue, crue	16,6	1,36	2,2	0,21	0	15,1	0,8
Laitue, cuite	11,5	1,2	1	0,3	0	5	1,8
Légume cuit (aliment moyen)	30,2	2	4,9	0,29	0,11	95,6	3,1
Légume en purée, sans pomme de terre, sans sel (aliment moyen)	19,9	1,1	3,4	0,22	0,11	45,9	2,6
Macédoine de légumes, appertisée, égouttée	43,8	2,53	7,5	0,4	0	220	1,5
Mâche, crue	13,1	2	0,4	0,38	0	6,3	2,2
Maïs doux, appertisé, égoutté	104	2,8	21	0,95	0,2	247	3
Maïs doux, en épis, cuit	112	3,32	21,8	1,28	0	17	3,3
Navet, cuit	16,4	0,71	3,2	0,08	0	44,3	2
Navet, pelé, cru	21,5	0,93	4,03	0,18	0	51,7	2,4
Oignon, cru	30,7	1,35	5,7	0,2	1,05	2,25	1,8
Oignon, cuit	24,5	1,18	4,5	0,19	0,86	3,5	1,4

Légumes	Énergie	Protéines	Glucides	Lipides	Cholestérol	Sodium	Fibres
Oseille, crue	27,1	2	3,2	0,7	0	4	0,8
Oseille, cuite à l'eau	24,6	1,83	2,93	0,64	0	3	0,7
Petits pois, appertisé, égoutté	62,3	4	10,4	0,5	0,5	241	5,8
Petits pois, cuit	70,7	5,2	11,8	0,31	0	1,31	5,5
Petits pois et carottes, appertisés, égouttés	45,6	2,78	7,99	0,28	0	244	2
Poireau, cru	21,5	1,9	2,7	0,35	0	11,2	2,1
Poireau, cuit	20,2	0,8	3,8	0,2	0	15,8	2,4
Poivron rouge, cru	23,7	0,99	4,12	0,36	0	5,13	1,8
Poivron rouge, cuit	23,8	1,01	4,5	0,2	0	2	1,2
Poivron vert, cru	14,3	0,86	2,14	0,25	0	1,4	1,7
Poivron vert, cuit	21,4	0,96	3,6	0,35	0	36	1,2
Poivron, vert, jaune ou rouge, cru	22,1	0,9	4,2	0,19	0	2	1,8
Poivron, vert, jaune ou rouge, cuit	24,7	0,92	4,8	0,2	0	2	1,2
Potiron, appertisé, égoutté	20,3	0,75	3,9	0,19	0	3,5	1,9
Potiron, cuit	10	0,6	2,6	0,1	0	9,3	1,6
Radis noir, cru	57,9	2,8	11	0,3	0	9	1,2
Radis rouge, cru	10,8	0,7	1,7	0,1	0	9,89	1,2

Légumes	Énergie	Protéines	Glucides	Lipides	Cholestérol	Sodium	Fibres
Salade verte, sans assaisonnement	12,8	0,98	18	0,18	0	16	1,2
Salsifis, appertisé, égoutté	30,1	1,5	5,5	0,24	0	318	2,5
Salsifis, cuit	36,9	2,73	6,2	0,14	0	16	2,6
Scarole, crue	11,4	1,4	0,9	0,25	0	16	0,9
Tomate-cerise, crue	18,8	0,8	3	0,4	0	13	1,3
Tomate, concentré	63,7	4,32	10,5	0,49	0	103	3,7
Tomate, crue	20,1	0,91	3,07	0,33	0	3,1	1,5
Tomate, entière, pelée, appertisée, égouttée	18,6	1,15	2,7	0,2	0,22	34,9	1,3
Tomate, pulpe, appertisée	23,5	1,13	3,5	0,28	0	245	1,9
Tomate, purée	33,1	1,41	5	0,5	0	242	2,8
Topinambour, cuit	67,3	2	14,8	0,01	0	4	2,6

Légumes secs

Légumes secs	Énergie	Protéines	Glucides	Lipides	Cholestérol	Sodium	Fibres
Fève, cuite	62,4	5,8	8,5	0,57	1,15	22	4,5
Haricot blanc, appertisé, égoutté	98,9	7,9	15,7	0,5	0,17	405	6,8
Haricot blanc, cuit	102	8,41	16,5	0,32	0	6	6,3
Haricot flageolet, appertisé, égoutté	58,5	4,1	9,4	0,5	0,07	356	7,2
Haricot rouge, cuit	92,4	8,4	13,8	0,4	0	2,33	7,8
Légume sec, cuit (aliment moyen)	99	7	16,5	0,58	0,2	163	5,7
Lentille, cuisinée, appertisée, égouttée	79,5	5,9	11,1	1,28	0	358	4,4
Lentille, cuite	107	8,2	17,5	0,5	0,41	3,8	5
Pois cassé, cuit	118	8,32	20,5	0,35	0	2	7,5
Pois chiche, appertisé, égoutté	113	6,5	17,2	2	0,2	336	4,8
Pois chiche, cuit	135	8,86	19	2,6	0	7	4,8
Tofu	120	12,6	0,8	7,4	0	9,4	1,1

Pommes de terre & apparentés

Pommes de terre & apparentés	Énergie	Protéines	Glucides	Lipides	Cholestérol	Sodium	Fibres
Patate douce, cuite	60,9	1,69	13,2	0,14	0	31,5	2,9
Pomme de terre avec peau, cuite à la vapeur	81,6	1,87	18,3	0,1	0	1,5	1,8
Pomme de terre dauphine, cuite	308	3,35	30	19,4	38	747	0,5
Pomme de terre frite ou frites, cuites, non salées	245	2,7	33	11,4	0	17,5	2,5
Pomme de terre frite ou frites, surgelées, cuites, non salées	226	2,66	29,5	10,8	0	40,6	2,6
Pomme de terre frite ou frites, surgelées, crues	114	2,3	18	3,63	0	135	0
Pomme de terre, chips salées	504	6,1	42,4	34,4	0	707	4,1
Pomme de terre, cuite à l'eau	79,9	1,86	17,9	0,1	0,1	2,23	1,9
Pomme de terre, flocons déshydratés au lait	346	9,4	70,6	2,94	1	123	4,5

Pommes de terre & apparentés	Énergie	Protéines	Glucides	Lipides	Cholestérol	Sodium	Fibres
Pomme de terre, noisette, précuite, surgelée	182	3,6	23,6	8,1	0	243	2,5
Pomme de terre, pulpe, cuite au four	89,1	1,96	20,1	0,1	0	1,43	1,5
Pomme de terre, purée, à base de flocons, reconstituée avec lait demi-écrémé et eau, non salée	67,1	2,6	12,1	0,92	1,52	91,5	0,7
Pomme de terre, purée, avec lait et beurre, non salée	92,4	1,9	14,5	2,98	9	15,6	1,4
Pomme de terre, rissolée, surgelée	131	2,7	20,5	4,25	0	40,6	2,8

Soupes & bouillons

Soupes & bouillons	Énergie	Protéines	Glucides	Lipides	Cholestérol	Sodium	Fibres
Bouillon de légumes, déshydraté reconstitué	3,6	0,15	0,3	0,2	0	295	0
Bouillon de viande et légumes	5	0,7	0,1	0,2	0	222	0

Soupes & bouillons	Énergie	Protéines	Glucides	Lipides	Cholestérol	Sodium	Fibres
Bouillon de viande, déshydraté reconstitué	5,9	0,2	0,38	0,4	0	393	0
Bouillon de volaille, déshydraté reconstitué	8,1	0,3	0,6	0,5	0	420	0
Soupe à l'oignon, tout type	48,7	2,8	4,2	2,3	5,9	106	0,4
Soupe à la tomate, préemballée à réchauffer ou déshydratée reconstituée	47,6	1,7	7,5	1,2	3,5	285	1,1
Soupe à la volaille et aux vermicelles, préemballée à réchauffer ou déshydratée reconstituée	36,7	0,9	3,9	1,94	3	341	0,3
Soupe au pistou, préemballée à réchauffer ou déshydratée reconstituée	41,6	1,7	6,5	0,98	1	325	1
Soupe au potiron, tout type	33,1	0,68	4,9	1,2	0	304	0,8
Soupe aux lentilles, tout type	43,5	2,8	6,6	0,66	3	128	1,8

Soupes & bouillons	Énergie	Protéines	Glucides	Lipides	Cholestérol	Sodium	Fibres
Soupe aux poireaux et pommes de terre	23	0,9	3,8	0,47	1	277	1,2
Soupe aux poireaux et pommes de terre, préemballée à réchauffer	34,4	0,7	5,24	1,1	1	263	0,9
Soupe cuisinée aux champignons, tout type	50,8	0,7	3,9	3,6	4,5	326	0,2
Soupe de légumes, déshydratée reconstituée	31,6	0,8	5,3	0,8	0	324	0,8
Soupe de légumes, préemballée à réchauffer	39,8	1,8	4,8	1,49	0	303	1,3
Soupe de légumes, tout type	27,3	0,86	4,9	0,47	0	96	0,2
Soupe de poissons et/ou de crustacés, préemballée à réchauffer	46	3,6	2,8	2,3	23	424	0,7
Soupe exotique chinoise	37	6,2	0,8	1	23,2	821	0,2
Soupe minestrone, préemballée à réchauffer ou déshydratée reconstituée	44,3	1,7	6	1,5	1,5	290	1,3

Fruits

Fruits	Énergie	Protéines	Glucides	Lipides	Cholestérol	Sodium	Fibres
Abricot au sirop léger, appertisé, égoutté	65,3	0,5	15,2	0,05	0	5,7	0,8
Abricot, frais	45,9	1,4	9,2	0,39	0	0,98	2
Abricot, séché, dénoyauté	226	2,5	46,3	0,28	0,1	14	13
Ananas au sirop, appertisé, égoutté	70,9	0,39	16,7	0,28	0	1	1
Ananas, frais, pulpe	47,3	0,54	10,2	0,24	0	1,1	1,6
Banane, fraîche, pulpe	88,1	0,9	20,2	0,22	0,07	0,7	1
Banane, mi-séchée	262	3	60,2	1	0	8	5,5
Carambole, fraîche, pulpe	24,6	1,04	4,3	0,36	0	2	1,8
Cassis, frais	54,2	1,3	9	0,57	0	2,7	5,8
Cerise au sirop, appertisée, égouttée	106	0,79	25,5	0,15	0	1	0,6
Cerise, fraîche	66,5	1,2	14,1	0,27	0	2	1,7
Citron vert ou lime, frais, pulpe	23,8	0,42	1,7	0,07	0	2	1,6
Citron, frais, pulpe	33,5	0,8	2,9	0,45	0	1,1	2

Fruits	Énergie	Protéines	Glucides	Lipides	Cholestérol	Sodium	Fibres
Citron, zeste	25,5	1,5	4,2	0,3	0	6	10,6
Clémentine ou mandarine, fraîche, pulpe	44,6	0,7	10	0,2	0	3,17	1,4
Coing, frais	27,7	0,4	6,3	0,1	0	4	3,2
Compote de fruits divers, allégée, appertisée	69,7	0,2	17	0,1	0	2,4	1,8
Compote de fruits divers, appertisée	90,9	0,39	22,1	0,1	0	1,2	2,1
Compote de pomme, appertisée	91,3	0,26	22	0,1	0	4,2	1,1
Coulis de fruits rouges (framboises, fraises, groseilles, cassis)	81,3	0,98	18,1	0,55	0	1,8	4
Datte, séchée, pulpe et peau	246	2,1	58,1	0,2	0	6,2	7,1
Figue de Barbarie, pulpe et graine	47,8	0,77	10,5	0,3	0	5	1,8
Figue, fraîche	56	1,02	12,3	0,3	0	2	2,1
Figue, séchée	235	2,8	52,5	1,4	0,5	54	11,4
Fraise, fraîche	30	0,7	5,3	0,3	0	1,1	2
Framboise, fraîche	42,6	1,3	5,5	1	0	2	6,1

Fruits	Énergie	Protéines	Glucides	Lipides	Cholestérol	Sodium	Fibres
Fruit (aliment moyen)	48,2	6	10,9	0,24	0,02	2,1	1,9
Fruit de la passion, frais, pulpe et graines	72,8	2,2	11,8	0,7	0	28	10,6
Fruits rouges, frais (framboises, fraises, groseilles, cassis)	38,1	1,1	7	0,63	0	1,8	4,6
Goyave, appertisée, égouttée	64,4	0,4	15,7	0	0	7	3,6
Grenade, fraîche, pulpe et graines	74,2	0,95	16,2	0,3	0	3	1
Groseille à maquereau, fraîche	25	0,89	3	0,58	0	1,5	3,8
Groseille, fraîche	37,7	1,3	5	0,6	0	2	5,3
Kaki, frais, pulpe	54,4	0,64	12,4	0,24	0	5,5	4,8
Kiwi, frais, pulpe et graines	49,7	1,14	8,8	0,61	0	1,65	2,4
Litchi, dénoyauté, appertisé, égoutté	126	1,5	27,4	1,1	0	2	0,4
Litchi, frais, pulpe	68,5	0,83	15,3	0,44	0	1	0,8
Macédoine de fruits au sirop, appertisée, égouttée	75,9	0,5	16,9	0,7	0	2,5	0,8
Mangue, fraîche, pulpe	56,3	0,6	12,5	0,32	0	2	2,1
Melon, frais, pulpe	145	0,83	7,3	0,14	0	5,66	0,9

Fruits	Énergie	Protéines	Glucides	Lipides	Cholestérol	Sodium	Fibres
Mirabelle, fraîche	52,7	0,72	12	0,2	0	0	2,3
Mûre (de ronce), fraîche	35,3	1,39	5,5	0,56	0	1,67	5,4
Mûre noire (du mûrier), fraîche	41,7	1,44	8,1	0,39	0	10	1,7
Myrtille, fraîche	50	0,74	10	0,33	0	1	2,4
Nectarine, fraîche, pulpe et peau	39,5	1,06	8,1	0,32	0	0,82	1,6
Nèfle du Japon, fraîche, pulpe	33,2	0,42	7,2	0,3	0	3,5	1,9
Orange, fraîche, pulpe	43,6	1	8,7	0,16	0,13	3,4	1,6
Papaye, fraîche, pulpe	31,4	0,66	6,7	0,22	0	3,5	2
Pastèque, fraîche, pulpe	31,3	0,61	6,7	0,12	0	1	0,4
Pêche, au sirop, appertisée, égouttée	72,3	0,3	17,4	0,05	0	3	0,8
Pêche, fraîche, pulpe	48,8	0,7	11,3	0,09	0	2,2	2
Poire au sirop, appertisée, égouttée	57,4	0,27	13,7	0,1	0	3	2
Poire, fraîche, pulpe et peau	45,8	0,38	10,5	0,21	0	1,23	3,1
Pomelo (dit pamplemousse), frais, pulpe	32,7	0,78	5,9	0,17	0,15	2,62	1,2

Fruits	Énergie	Protéines	Glucides	Lipides	Cholestérol	Sodium	Fibres
Pomme, fraîche, pulpe et eau	44,5	0,26	10	0,24	0	1,6	2,4
Prune reine-claude, fraîche	42,5	0,8	9,6	0,1	0	0,75	2,3
Pruneau	182	1,5	43,2	0,3	0,4	6	5,2
Raisin blanc, frais	71,3	0,6	16,1	0,5	0	1,07	0,9
Raisin noir, frais	65,6	0,58	15	0,36	0	0,58	1,3
Raisin sec	293	2,6	65,8	0,58	0	14,4	2,8
Rhubarbe, cuite, sucrée	117	0,39	28,7	0,05	0	1	2
Salade de fruits frais	79,5	0,76	18,3	0,36	0,03	0,8	1,4

Graines oléagineuses & châtaignes

Graines oléagineuses & châtaignes	Énergie	Protéines	Glucides	Lipides	Cholestérol	Sodium	Fibres
Amande	593	23,6	5,6	52,9	1,19	1,61	7,6
Beurre de cacahuète ou pâte d'arachide	593	22,6	13,1	50	0	404	6,3
Cacahuète ou arachide	590	25,2	10,9	49,5	0	6,75	7,7
Cacahuète, grillée, salée	554	24,5	7,5	47,3	0	412	11,4

Graines oléagineuses & châtaignes	Énergie	Protéines	Glucides	Lipides	Cholestérol	Sodium	Fibres
Châtaigne, cuite à l'eau	132	2	27,8	1,38	0	1,1	4,5
Châtaigne, grillée	203	3,17	42,6	2,2	0	2	5,1
Crème de marrons vanillée, appertisée	264	1,95	61,2	1,22	0	5,1	3
Fruits séchés et graines oléagineuses (aliment moyen)	455	15,2	26,4	32,1	0,4	107	6,8
Mélange apéritif de graines salées et raisins secs	423	7	31,2	30	0	24,4	6,3
Noisette	604	11	5,7	59,7	1,15	5,1	13,2
Noix de cajou, salée	598	18,9	20,5	48,9	1,78	366	3,3
Noix de coco, mûre, fraîche	350	3,86	5	35	0	20,5	9,5
Noix de coco, amande, sèche	640	6,64	6,9	65,1	0	32,5	14,4
Noix de macadamia	731	6,7	5,6	75,8	0	5	8,6
Noix de pécan	697	7,7	4,5	72	0	0	9,6
Noix, séchée, cerneaux	650	12,8	3,5	65	0,96	1,36	6,2
Pâte d'amande, préemballée	398	8	51	18	0	21	3,1
Pignon de pin	641	14,7	5	62,5	0	2	2,8

Graines oléagineuses & châtaignes	Énergie	Protéines	Glucides	Lipides	Cholestérol	Sodium	Fibres
Pistache, rôtie, salée	569	23,7	9,3	48,6	0,3	780	8,4
Purée de marrons, appertisée	114	2,85	21,8	1,75	0	4,8	3,3
Sésame, graine	521	17,7	0,8	49,7	0	5,2	14,9
Tournesol, graine	608	21,3	11,5	53	0	2,5	6,4

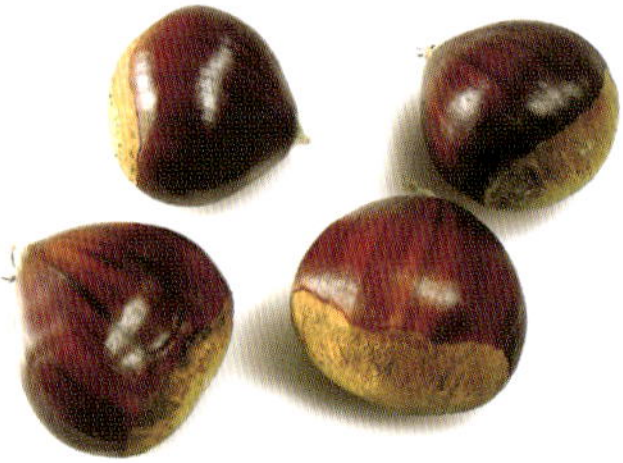

Plats préparés & sandwichs

Plats composés

Plats composés	Énergie	Protéines	Glucides	Lipides	Cholestérol	Sodium	Fibres
Accra de morue	238	11,9	20,5	12	68,8	648	1,5
Beignet de crevettes	275	8,4	26,4	15,1	122	650	1,1
Beignet de légumes, fait maison (aliment moyen)	154	4,2	12,1	9,9	2,57	224	1,9
Beignet de viande, volaille ou poisson, fait maison	236	18,5	10	13,6	85	285	0,4
Blanquette de veau	89	8,5	1,6	5,4	74	221	0,5
Bouchée à la reine, au poisson et fruits de mer	134	8,2	9,2	7,2	35,1	389	1
Bouchée à la reine, au poulet	200	7,1	10,6	14,4	83	382	2,3
Bœuf bourguignon	79,4	6,7	6,4	3	64	309	0,7
Bœuf carottes	71,4	7,15	2,6	3,6	19	435	0,6
Bœuf, boulettes cuites	189	15,2	5,7	11,7	87,2	496	0,6
Brick garni (crevettes, légumes, volaille, viande, poisson...)	186	12,2	8,4	11,5	85,3	565	0,6

Plats composés	Énergie	Protéines	Glucides	Lipides	Cholestérol	Sodium	Fibres
Brochette d'agneau	148	13,5	2,4	3,62	36,1	172	0,7
Brochette de bœuf	207	18	0,9	14,6	43,5	236	0,3
Brochette de crevettes	104	15,6	1,4	4	116	628	0,3
Brochette de poisson	126	18	0,7	5,7	43,1	192	0,3
Brochette de volaille	200	19,7	0,9	13	56,9	271	0,3
Brochette mixte de viande	203	18,8	0,9	13,8	50,2	254	0,3
Cannelloni à la viande	134	9,4	9,7	6,4	40	398	1,2
Carpaccio de bœuf	269	15,2	0,4	23	56,2	413	0,3
Carpaccio de saumon	170	13,2	0,7	12,7	39,7	244	0,5
Cassoulet, appertisé	121	8,9	6	6,8	21,3	365	3,6
Chili con carne	89,2	7,51	8,5	2,8	14,6	427	4,1
Choucroute garnie, appertisée	118	5	3,7	9,2	34,7	509	2
Choucroute, sans jus	24,7	1,5	4	0,3	0	528	4,4
Coq au vin	102	8,8	3,15	4,65	65	101	0,4
Cordon bleu de volaille	238	14,7	13,3	14	42,8	682	0,6
Couscous au poulet	132	7,4	15,5	4,5	26,6	349	1,5
Couscous royal à la viande	147	8,3	17,8	4,7	34,2	358	1,4
Crêpe fourrée béchamel au fromage	193	7,31	23,6	7,62	37,3	346	0,9

Plats composés	Énergie	Protéines	Glucides	Lipides	Cholestérol	Sodium	Fibres
Crêpe fourrée béchamel au jambon	183	7,5	24,3	6,15	30	494	1
Crêpe fourrée béchamel au jambon et fromage	162	7	18,1	6,79	33	363	0,8
Crêpe fourrée béchamel au jambon et fromage champignons	130	5,97	12,7	6,12	31,2	260	1,1
Escalope végétale ou steak à base de soja	151	15,05	4,6	8	0	800	5,5
Feuilleté au saumon	268	9,6	19,7	16,8	59	331	4,5
Feuilleté fourré à la béchamel jambon-fromage	329	8,8	27,3	20,5	23,6	498	1,4
Flammenkueche ou tarte flambée aux lardons	281	9,87	29,1	13,9	28,1	622	4,6
Fondue savoyarde	245	15,2	3,8	16,6	73,6	511	0,7
Friand à la viande	310	12,7	17	21,3	100	885	0,9
Friand au fromage	345	7,6	29,6	21,8	80	709	1,3
Fromage pané	291	13,5	17,9	18,4	34	720	1
Fromage pané au jambon	228	17,4	15,3	10,8	31,9	928	1

Plats composés	Énergie	Protéines	Glucides	Lipides	Cholestérol	Sodium	Fibres
Gougère, faite maison	414	17,7	18,8	29,8	213	414	0,8
Gratin d'endives et jambon	88,3	7,5	3,5	4,9	28,7	333	1,4
Gratin dauphinois	111	3,14	12,2	5,49	23,3	244	0,6
Gratin de légumes	104	3,2	3,6	8,5	19,7	199	1,7
Gratin de pâtes	152	7,3	16,3	6,4	24	399	0,9
Hachis parmentier	151	5,5	10,7	9,6	43,9	330	0,1
Lasagne à la bolognaise	132	6,61	11,6	6,6	19,9	333	0,6
Légumes farcis (sauf tomate)	100	4,5	3,5	7,6	31,7	324	1,2
Moussaka	145	6,5	6,7	10,1	31	138	1
Navarin d'agneau	139	11,3	3,2	8,5	39,6	83	1,4
Nem ou pâté impérial	226	8,49	18,3	13,2	28	465	3,3
Nuggets de volaille	215	24,8	7,2	9,7	141	676	0,3
Osso buco à la milanaise	99	12,2	3,5	4,1	26	586	0,6
Paëlla	133	7,14	16,2	4,37	23,5	313	1,1
Paëlla, surgelée	139	7,5	15,3	5,3	27,6	333	0,9
Pâtes à la bolognaise (spaghetti, tagliatelles)	116	5,91	13,1	4,45	11	397	1,3
Pâtes à la carbonara	162	6,3	17	7,66	25,9	377	0,4
Paupiette de veau	194	15,2	8,5	11	71,7	223	1

Plats composés	Énergie	Protéines	Glucides	Lipides	Cholestérol	Sodium	Fibres
Paupiette de volaille	164	14,2	8,3	8,3	64,2	251	1
Petit salé ou saucisse aux lentilles	121	9,3	6,32	6,49	27	350	3
Pizza (aliment moyen)	219	10,8	24,5	8,7	26,3	584	2
Pizza 4 fromages	235	11,3	24,8	10,1	18,7	426	1,9
Pizza 4 saisons	170	7,08	20,4	6,62	9,8	361	2,5
Pizza fromage	220	10,5	23,6	9,32	11	544	1,9
Pizza jambon fromage	212	10,1	27,1	7,06	20,3	665	3,5
Pizza jambon fromage champignons ou pizza royale	203	10,4	24,8	6,67	0	466	1,9
Pizza jambon fromage champignons ou pizza royale, surgelée	208	9,06	26,6	7,26	15,6	560	2,1
Poêlée savoyarde	149	6,39	12,9	7,94	18	360	1,4
Poisson à la provençale et riz	110	7,12	14,9	2,43	17,7	307	0,6
Poisson avec tagliatelles	100	6,6	8,06	4,63	22,1	375	0,5
Poisson, sauce oseille	117	8,9	9,7	4,76	26,8	243	0,4
Pot-au-feu	140	12,9	5,6	7,3	30	123	0,4
Potée auvergnate	121	7,6	6	7,4	19	322	1,9
Poulet au curry	119	17,9	1,9	4,5	58,1	243	1,4

Plats composés	Énergie	Protéines	Glucides	Lipides	Cholestérol	Sodium	Fibres
Poulet au curry, avec riz ou semoule, préemballé	124	6,96	19,2	2,13	20,4	238	2,6
Poulet basquaise au riz	90	10,5	1,8	4,45	25	134	0,8
Poulet basquaise aux pâtes	62,2	5,7	4	2,6	18	247	0,6
Quenelle de poisson, cuite	262	9,2	20,4	16	0	734	0
Quiche lorraine	269	7,56	20,8	17,3	51,1	454	0,9
Ratatouille niçoise	59,7	0,96	4,3	4,3	0,07	285	2
Ravioli au fromage, cuit	167,8	8,8	18,7	6,5	49	383	2,7
Ravioli à la viande, sauce tomate	148	4,5	24,5	3,6	41,4	455	1,1
Riz cantonnais	128	4,92	19,5	3,4	15,8	390	2,1
Rouleau de printemps	101	4,57	16,6	1,82	13,9	116	1,2
Samoussas	214	9,54	17,2	11,9	23	390	2,5
Soufflé au fromage	190	9,9	5,7	14,2	118	391	0,2
Spaghetti, sauce tomate	63,2	1,9	13	0,4	0	269	3
Tarte au fromage	261	10,4	19,7	15,6	59,1	360	0,7
Tarte aux légumes	227	7	18,1	14,1	10	282	1,7
Tarte provençale à la tomate	218	5,4	21,1	12,4	32	320	1,2

Plats composés	Énergie	Protéines	Glucides	Lipides	Cholestérol	Sodium	Fibres
Tarte saumon et oseille	229	7,08	17,5	14,5	49,6	300	0,8
Tartiflette	143	4,67	13	8,06	31,5	255	0,8
Terrine ou mousse de légumes	163	7,7	6	12	0	621	2,5
Tomate farcie	128	6,9	3,9	9,4	42	283	1,5
Tomates provençales	84	2,7	10,1	3,64	0	358	2,9
Tourte aux poireaux	256	5,38	21,9	16,3	38,9	330	1,4
Tripes à la mode de Caen	104	19,2	0,3	2,83	139	624	0
Veau, escalope panée, cuite	268	22,7	12,6	14,1	72,4	394	0,9
Viande en sauce (aliment moyen)	105	13,2	3,3	4,2	76	316	0,5

Salades composées & crudités

Salades composées & crudités	Énergie	Protéines	Glucides	Lipides	Cholestérol	Sodium	Fibres
Céleri rémoulade	133	0,98	1,6	13,6	0	370	1,8
Champignons à la grecque	80,5	2	2,8	6,6	0,11	356	1,3

Salades composées & crudités	Énergie	Protéines	Glucides	Lipides	Cholestérol	Sodium	Fibres
Crudité vinaigrette (aliment moyen)	37,4	1,2	3,1	2,2	0,02	77,2	1,8
Crudité, sans assaisonnement (aliment moyen)	25,7	1,2	3,1	0,95	0	29,9	1,9
Salade composée avec viande ou poisson, appertisée, égouttée	134	8,1	9,5	7,1	25	500	1,2
Salade de pâtes aux légumes, avec thon ou viande	91,5	6,2	9,9	3	11	453	1,6
Salade de pâtes, végétarienne	125	2,6	12,1	7,4	6	51	2,1
Salade de pommes de terre	124	2,68	9,9	8,2	68	529	1,3
Salade de riz	192	5,9	16,1	11,5	34	430	1,3
Salade de thon et légumes, appertisée, égouttée	114	8,34	5,3	6,65	19,2	445	2,7
Taboulé oriental ou salade de couscous	148	3,82	20	5,82	0,1	278	2,2

Sandwichs

Sandwichs	Énergie	Protéines	Glucides	Lipides	Cholestérol	Sodium	Fibres
Cheeseburger	261	13,3	27,2	11	34	545	2
Croissant au jambon	284	10,5	23,1	16,6	60	773	2
Croque-madame	254	13,1	16,1	15,2	194	414	1
Croque-monsieur	283	13,6	22,7	15,3	81,7	514	1,5
Double cheeseburger	254	14,9	19,4	13	56	407	1,5
Hamburger	239	13,6	21,3	11	39,5	530	2,5
Hot-dog	329	13,2	25,3	19,4	45	822	1
Pan bagnat	240	6,9	24,8	12,6	23,6	772	2,2
Sandwich (aliment moyen)	282	11,2	31,4	12,4	36,5	624	1,7
Sandwich baguette (aliment moyen)	287	11,5	33,8	11,8	38,5	680	1,7
Sandwich baguette, camembert, beurre	336	11,7	34,5	16,8	45,1	621	1,7
Sandwich baguette, crudités diverses, mayonnaise	243	5,2	30	11,3	15,1	431	2,2
Sandwich baguette, dinde, crudités (tomate, salade), mayonnaise	295	10,9	31,5	13,9	32,9	476	1,7

Sandwichs	Énergie	Protéines	Glucides	Lipides	Cholestérol	Sodium	Fibres
Sandwich baguette, jambon, beurre	278	11,5	35	10,2	37,6	673	1,7
Sandwich baguette, jambon, emmental, beurre	294	13,5	30,9	12,9	46,1	609	1,5
Sandwich baguette, jambon, œuf dur, crudités (tomate, salade), beurre	216	9,5	31,6	5,8	41,1	542	1,8
Sandwich baguette, merguez frites	317	10,5	28,7	17,8	0	602	2,5
Sandwich baguette, merguez, ketchup moutarde	273	13,2	30,1	11,1	30	869	1,6
Sandwich baguette, œuf, crudités (tomate, salade), mayonnaise	278	7,7	32,3	13,1	85,4	480	1,8
Sandwich baguette, pâté, cornichons	258	10	31,3	10,3	40	705	1,9
Sandwich baguette, porc, crudités (tomate, salade), mayonnaise	290	9,1	31,6	14,2	35,9	480	1,7
Sandwich baguette, poulet, crudités (tomate, salade), mayonnaise	299	10,3	31,5	14,6	35,7	496	1,7

Sandwichs	Énergie	Protéines	Glucides	Lipides	Cholestérol	Sodium	Fibres
Sandwich baguette, salami, beurre	380	10,4	35	22,1	46,6	971	1,7
Sandwich baguette, saucisson sec, beurre	370	13,6	35	19,5	49,9	1 013	1,7
Sandwich baguette, saumon fumé, beurre	260	10,8	41,7	5,6	13,5	716	2,2
Sandwich baguette, thon, crudités (tomate, salade), mayonnaise	271	10,2	32,1	11,3	24,6	514	1,8
Sandwich grec ou kebab, pita, avec crudités	228	19,1	13,8	10,7	0	238	2
Sandwich grec ou kebab, baguette, avec crudités	234	16,9	17,9	10,5	32	528	2
Sandwich pain de mie, garnitures diverses (aliment moyen)	274	10,4	26,3	14,1	39	456	1,6
Sandwich panini, jambon cru, mozzarella, tomates	223	11,3	25,7	8,35	0	493	1,4

Produits laitiers

Fromages

Fromages	Énergie	Protéines	Glucides	Lipides	Cholestérol	Sodium	Fibres
Beaufort	401	26,6	0	32,7	118	628	0
Brie	330	18,4	0,1	28,4	77,4	647	0
Camembert 45 % de MG/MS	277	22,5	0,1	20,7	70	595	0
Camembert au lait cru	278	20	0,1	21,9	74,5	802	0
Camembert et apparentés 50 % de MG/MS	315	20,5	0,1	25,8	75	635	0
Cancoillotte (spécialité fromagère fondue)	122	14,5	2	6,2	26	502	0
Cantal, salers ou laguiole	365	23,9	0	29,9	95	875	0
Carré de l'Est	314	21	0	25,5	70	1 100	0
Chabichou	295	20,5	2	22,8	90	637	0
Chaource	269	17,8	0	22	84	792	0
Cheddar	410	26	1,3	33,4	103	660	0
Comté	407	28,4	0	32,6	119	412	0
Coulommiers	299	19,4	0,1	24,6	80	506	0

Fromages	Énergie	Protéines	Glucides	Lipides	Cholestérol	Sodium	Fibres
Crottin de chèvre	354	20,8	3	28,8	101	536	0
Edam	331	24,9	0	25,7	85,5	587	0
Emmental	383	28,4	0,3	29,6	102	244	1,3
Emmental allégé	275	30,6	1,9	16	67	255	0
Feta	287	15,4	1,2	24,5	70	1 050	0
Fourme d'Ambert	336	19,8	0	28,5	97	1 203	0
Fromage (aliment moyen)	337	23,2	0,4	27	87	541	0
Fromage à pâte ferme 20-30 % de MG/MS	236	27,5	0,09	13,9	40	917	0
Fromage à pâte ferme 40-50 % de MG/MS	341	22,7	0,07	27,8	81	610	0
Fromage à pâte ferme, enrobé de cire	314	22,6	0,1	24,8	70	750	0
Fromage à pâte molle, double crème	342	16,9	1	30	86	617	0
Fromage à pâte molle et croûte lavée (aliment moyen)	312	18,7	0,9	26	65,2	617	0
Fromage à pâte molle, triple crème	398	9	2,2	39,2	125	386	0
Fromage à pâte pressée cuite (aliment moyen)	379	29,7	0,4	28,7	99	405	0

Fromages	Énergie	Protéines	Glucides	Lipides	Cholestérol	Sodium	Fibres
Fromage bleu au lait de vache	355	16,4	1,48	31,5	94	955	0
Fromage bleu d'Auvergne	347	19,9	0	29,7	101	1 136	0
Fromage bleu de Besse	356	17,9	1,3	31	91	602	0
Fromage de brebis à pâte pressée	396	23,9	2,4	32,3	83	738	0
Fromage de brebis, pâte molle à croûte fleurie	283	1 638	1,65	23,2	67	676	0
Fromage de chèvre à tartiner, nature	163	10,8	2,24	12,3	45	370	0
Fromage de chèvre bûche, au lait pasteurisé ou cru	303	19,3	2	24,2	95,5	666	0
Fromage de chèvre frais, au lait cru (type palet ou crottin frais)	210	13,1	1,5	16,9	69,6	297	0
Fromage de chèvre frais, au lait pasteurisé (type bûchette fraîche)	251	16,1	1,7	20	73,6	419	0
Fromage de chèvre frais, au lait pasteurisé ou cru (type crottin frais ou bûchette fraîche)	229	14,6	1,6	18,2	71,7	369	0,5

Fromages	Énergie	Protéines	Glucides	Lipides	Cholestérol	Sodium	Fibres
Fromage de chèvre lactique affiné, au lait cru (type crottin de Chavignol, Picodon, Rocamadour, Sainte-Maure)	334	21,4	1,5	26,9	107	504	0
Fromage de chèvre lactique affiné, au lait pasteurisé (type bûchette ou crottin)	305	19,8	0,9	24,7	98,5	490	0
Fromage de chèvre lactique affiné, au lait pasteurisé ou cru (type bûchette, crottin, Picodon, Sainte-Maure)	322	20,7	1,2	26,1	104	624	0
Fromage de chèvre type « camembert » (chèvre-boîte ou brique), au lait pasteurisé ou cru	295	19,9	0,34	23,8	91,3	439	0
Fromage des Pyrénées au lait de brebis	396	24,5	0,2	33	83	740	0
Fromage des Pyrénées au lait de vache	355	22,4	0	29,5	90	824	0
Fromage fondu aux noix	259	11,5	2,7	33,6	110	364	0,7

Fromages	Énergie	Protéines	Glucides	Lipides	Cholestérol	Sodium	Fibres
Fromage fondu en portions ou en cubes 25 % de MG/MS	146	15	2,7	7,91	23	282	0
Fromage fondu en portions ou en cubes 45-50 % de MG/MS	285	12,4	6,5	22,4	53	650	0
Fromage type camembert 20-30 % de MG/MS	208	24,6	0,2	12,1	35	675	0
Gorgonzola	357	19	0,1	31,2	87	1 450	0
Gouda	342	25,3	0	26,7	102	656	0
Gruyère	430	29,8	0,2	34,5	104	328	0
Langres	293	17,2	0,68	24,6	20,2	547	0
Livarot	276	22,5	0	20,7	70,5	729	0
Maroilles	376	28,5	0,2	29	85	937	1
Mimolette	328	24,2	0	25,7	82	1 110	0
Morbier	347	23,6	0	28,1	80	990	0
Mozzarella	241	18,4	2,5	17,5	65,5	200	0
Munster	329	19,8	0	27,8	90	682	0
Neufchâtel	309	17	0	26,8	80	400	0
Parmesan	384	34,4	0,05	27,4	83	551	0
Pont-l'Évêque	294	21,1	0,2	23,2	74	690	0

Fromages	Énergie	Protéines	Glucides	Lipides	Cholestérol	Sodium	Fibres
Port-Salut	314	23,8	0,57	24	123	534	0
Raclette	367	25,1	0	29,6	85	650	0
Reblochon	327	20,8	0,09	27	83,4	555	0
Ricotta	155	11,7	3,5	10,5	42	92	0
Rocamadour	306	23,2	1	23,2	83,9	368	0
Roquefort	366	18,7	0	32	98	1 600	0
Rouy	334	22,7	0,5	26,8	87	483	0
Saint-Marcellin	292	12,7	0	26,8	80	1 009	0
Saint-Nectaire	333	20,9	0,23	27,6	88	477	0
Saint-Paulin	298	23,3	0,1	22,7	68	750	0
Sainte-Maure	342	20,9	1,5	28	100	829	0
Selles-sur-Cher	320	16,5	0,4	28	70	633	0
Snack pour enfants à base de fromage fondu et de gressins	309	10,7	24,1	18,9	49	543	1,2
Spécialité fromagère non affinée	217	8,3	4,2	18,6	72	493	0
Spécialité fromagère non affinée 60-65 % de MG/MS	295	8,8	2	27,4	96	555	0
Spécialité fromagère non affinée à tartiner 40-60 % de MG/MS	187	14,5	2,6	13,2	48	610	0

Fromages	Énergie	Protéines	Glucides	Lipides	Cholestérol	Sodium	Fibres
Spécialité fromagère non affinée à tartiner > 60 % de MG/MS, aromatisée	369	8,25	3,4	35,8	97,3	562	1,4
Spécialité fromagère non affinée à tartiner > 60 % de MG/MS, nature	317	8,6	1,8	30,6	106	580	0
Spécialité fromagère non affinée, allégée	156	15,3	3,5	9	31	511	0
Spécialité fromagère non affinée double crème 70 % de MG/MS	327	8,7	2,1	31	102	650	0
Tomme	330	24,5	0	25,8	80	762	0
Tomme de montagne ou tomme de Savoie	364	22,6	0,23	30,3	104	807	0
Vacherin Mont-d'Or	321	17,6	0	27,8	83	450	0

Produits laitiers

Produits laitiers	Énergie	Protéines	Glucides	Lipides	Cholestérol	Sodium	Fibres
Barre chocolatée, glacée	367	6,2	36,4	21,8	8,8	100	1,3

Produits laitiers	Énergie	Protéines	Glucides	Lipides	Cholestérol	Sodium	Fibres
Chocolat viennois ou liégeois, rayon frais	151	3,6	20	6,3	17	52	0
Crème anglaise	89	3,2	11	3,6	41,4	62	0
Crème brûlée	296	4,5	14,5	24,5	153	40,1	0
Crème caramel	132	5,4	21,3	2,8	12	69,5	0,1
Crème chantilly sous pression, stérilsée UHT	309	2,19	10,8	28,6	89,3	82	0
Crème de lait (aliment moyen)	206	2,5	3,9	20	66,8	39,7	0
Crème de lait ≥ 30 % de MG, fluide, rayon frais	314	2,3	3,36	32,4	110	40	0
Crème de lait ≥ 30 % de MG, fluide, UHT	333	2,11	3,9	34,3	90	35	0
Crème de lait légère 15 à 20 % de MG, fluide, UHT	172	2,5	4,1	16,2	60	42	0
Crème dessert à la vanille, appertisée	122	3,8	18,6	3,62	12	66	0,5
Crème dessert à la vanille, rayon frais	148	3,64	19,8	6	42	52	0
Crème dessert allégée en MG, rayon frais	74	3,8	12,9	0,8	2	81	0

Produits laitiers	Énergie	Protéines	Glucides	Lipides	Cholestérol	Sodium	Fibres
Crème dessert au chocolat, appertisée	139	4,4	20,2	4,5	3	73	1
Crème dessert au chocolat, rayon frais	140	4,6	19,3	4,9	11	69	0,6
Crème dessert aux œufs	174	4,5	19,9	8,5	274	37	0,05
Crème dessert soja aux ferments, aux fruits, rayon frais	67,6	3,5	8,8	2,05	0	44	0
Crème dessert soja aux ferments, nature, rayon frais	48,9	4,3	1,9	2,68	0	40	0
Crème dessert soja, aromatisée, rayon frais	93,5	3,1	15,6	2,08	0	27	0
Crème dessert, appertisée (aliment moyen)	135	3,9	20,5	4,2	11	107	0,8
Crème dessert, rayon frais (aliment moyen)	126	4,6	20,3	2,99	11	69	0,6
Crème dessert, rayon frais ou appertisée (aliment moyen)	140	4,4	20,2	4,6	12,8	57,6	0,3
Crème fraîche ≥ 30 % de MG, épaisse, rayon frais	297	2,25	2,8	30,6	86,8	30,7	0

Produits laitiers	Énergie	Protéines	Glucides	Lipides	Cholestérol	Sodium	Fibres
Crème fraîche légère 15-20 % de MG, épaisse, rayon frais	172	3,2	4,6	15,6	63,5	41	0
Crème glacée	204	3,6	25	10	44	48,7	0,2
Crème glacée au chocolat	210	2,74	24,2	11,4	34	58	4,2
Crème pâtissière	102	2,8	19	1,6	84	100	0,2
Dessert (aliment moyen)	123	4	19,2	3,4	57	53	0,5
Fromage blanc battu 0 % de MG/MS aux fruits, allégé en sucre, édulcoré	47,4	6,4	5	0,2	0,5	50	0
Fromage blanc battu 0 % de MG/MS, nature	47,8	7,4	4	0,24	0,5	42,1	0
Fromage blanc battu 20 % de MG/MS, nature	78,3	7,9	3,8	3,25	17,2	40,2	0
Fromage blanc battu 30 % de MG/MS, nature	105	9,2	3,3	6,1	21	35	0
Fromage blanc battu 40 % de MG/MS, nature	113	7,3	3,6	7,7	28	36,4	0

Produits laitiers	Énergie	Protéines	Glucides	Lipides	Cholestérol	Sodium	Fibres
Fromage blanc campagne 0 % de MG/MS, nature	42,5	5	4,9	0,07	4,9	38,6	0
Fromage blanc campagne 40 % de MG/MS, nature	91,9	4,2	3,7	6,7	30	39	0
Fromage blanc nature ou aux fruits (aliment moyen)	80,6	7,3	6,1	3	8	36,6	0
Fromage blanc type petit-suisse 20 % de MG/MS, nature	98,3	9,6	3,5	5,1	15	34	0
Fromage blanc type petit-suisse de 20 % MG/MS, aromatisé vanille ou chocolat	147	6,2	23,1	3,3	10	66,5	0
Fromage blanc type petit-suisse de 20 % MG/MS, aux fruits, sucré	107	6,4	13	3,3	10	37	0
Fromage blanc type petit-suisse de 30-40 % MG/MS, aux fruits, sucré	143	6,4	15	6,38	15	30,3	0,1

Produits laitiers	Énergie	Protéines	Glucides	Lipides	Cholestérol	Sodium	Fibres
Fromage blanc, ou spécialité laitière, aromatisé ou aux fruits (aliment moyen)	124	5,7	14,4	4,9	15	38	0
Gâteau de riz nappé de caramel, rayon frais	148	3,2	26,1	3,3	32	36	0,5
Gâteau de semoule, appertisé	116	3	18,9	3,1	25	27,5	0,9
Glace à l'eau ou sorbet ou crème glacée, tout parfum (aliment moyen)	172	2,08	26,5	6,4	17,5	51,6	0
Glace en cornet	278	4,49	31,3	14,9	3,6	60,6	1,1
Glace sur bâtonnet, enrobée de chocolat	286	4,08	26,8	18	17	54,4	0,8
Île flottante	139	4,9	21,1	3,9	82	57,6	0,2
Lait de brebis, entier	105	5,3	5,2	7,05	19	38	0
Lait de chèvre entier, stérilisé UHT	65,9	3,3	4,4	3,9	11	43	0
Lait de chèvre entier, cru	57,7	3,22	4,01	3,2	12,1	36,6	0
Lait demi-écrémé à teneur garantie en protéines et vitamines, enrichi en minéraux, stérilisé UHT	49,8	3,3	4,7	1,98	4,5	50	0

Produits laitiers	Énergie	Protéines	Glucides	Lipides	Cholestérol	Sodium	Fibres
Lait demi-écrémé à teneur garantie en vitamines, stérilisé UHT	45,9	3,13	4,7	1,62	4,5	50	0
Lait demi-écrémé pasteurisé	46	3,22	4,62	1,64	5	43,5	0
Lait demi-écrémé stérilisé UHT	48,5	3,96	4,6	1,58	4,5	49,5	0
Lait écrémé à teneur garantie en vitamines, stérilisé UHT	34	3,3	4,9	0,13	2,1	50,5	0
Lait écrémé pasteurisé	34,8	3,5	4,8	0,18	2,3	50	0
Lait écrémé stérilisé UHT	31,2	3,28	4,32	0,09	2,5	41,8	0
Lait en poudre, demi-écrémé	525	31,8	44,3	24,5	54	347	0
Lait en poudre, écrémé	349	35,7	50,8	0,37	16	420	0
Lait en poudre, entier	500	27,1	38,7	26,3	101	322	0
Lait entier concentré non sucré	132	6,5	9,6	7,5	24,7	114	0
Lait entier concentré sucré	331	8,4	54,4	8,9	34	101	0
Lait entier pasteurisé	66	3,2	4,6	3,87	12	44,1	0
Lait entier stérilisé UHT	65,1	3,69	4,6	3,55	11,7	43,9	0

Produits laitiers	Énergie	Protéines	Glucides	Lipides	Cholestérol	Sodium	Fibres
Lait fermenté à boire au lait demi-écrémé et au L. Casei, nature	78,8	2,71	14,2	1,24	5	22,2	0
Lait fermenté à boire, maigre, nature	35,6	3,3	4,6	0,45	0	50	0
Lait fermenté type yaourt à boire, au bifidus, arôme fruits	65	3	12,8	0,2	0	30	0
Lait gélifié aromatisé, chocolat, rayon frais	126	3,3	20,9	3,22	11	40	0
Lait gélifié aromatisé nappé de caramel, rayon frais	113	2,6	20,8	2,2	10	38,5	0
Lait partiellement écrémé, aromatisé	59,8	2,7	10,9	0,5	3	41	0,5
Lait partiellement écrémé, aromatisé au chocolat	72,5	3,6	11,6	1,3	7,5	43	0,6
Milk-shake, tout parfum	119	3,4	19	3,3	10,5	74,7	0,1
Mousse au chocolat, rayon frais	178	5,6	21,3	7,8	18	45,8	0,1
Mousse aux fruits	162	2,59	20,3	7,85	11	20	1
Petit-suisse de 40 % MG/MS, nature	136	9,6	3,3	9,36	25	31,3	0

Produits laitiers	Énergie	Protéines	Glucides	Lipides	Cholestérol	Sodium	Fibres
Petit-suisse de 60 % MG/MS, Nature	215	8,9	3,3	18,5	46	35	0
Riz au lait, rayon frais	128	3,2	21,7	3,18	9	54	0,4
Semoule au lait, rayon frais	90	3,4	11,3	3,5	10,1	42,7	3,9
Spécialité à base de crème légère 8 % de MG, fluide ou épaisse	108	3,1	4,3	8,7	30	40	0
Spécialité laitière de fromage blanc enrichie en crème, aux fruits	125	4,7	14,1	5,6	18	41,8	0
Spécialité laitière de fromage blanc enrichie en crème, nature	132	6,3	3,9	10,2	33	40,8	0
Spécialité laitière type yaourt 0 % de MG, aux céréales ou muesli	63,6	4,6	8,5	1,25	1	62	0,3
Spécialité laitière type yaourt 0 % de MG, aux fruits édulcorée	45,2	4,3	6	0,11	0	56	0,7
Spécialité laitière type yaourt 0 % de MG, aux fruits, sucrée	63,5	4,3	11,3	0,12	2	50	1,1
Spécialité laitière type yaourt 0 % de MG, nature	42	4,4	5,1	0,07	1	61	0

Produits laitiers	Énergie	Protéines	Glucides	Lipides	Cholestérol	Sodium	Fibres
Spécialité laitière type yaourt 0 %, aromatisée, sucrée	49,5	4,3	7,1	0,1	1	45	0
Spécialité laitière type yaourt au lait entier au bifidus et aux fruits, sucrée	98,9	3,7	15,1	2,3	4	44	0,3
Spécialité laitière type yaourt au lait entier au bifidus, aromatisée, sucrée	92	3,4	11,7	3,54	10,4	53,2	0
Spécialité laitière type yaourt au lait entier au bifidus, nature	66,9	3,9	5	3,14	3	48,8	0
Spécialité laitière type yaourt au lait entier, enrichie en crème, aromatisée, sucrée	115	3,3	9,7	7	20	58,5	0
Spécialité laitière type yaourt au lait entier, enrichie en crème, aux pépites de chocolat	136	3,6	15,8	6,5	10,5	43	0,2
Tiramisu	253	4,2	29,2	13,3	197	61	7,5
Yaourt à boire, au lait demi-écrémé, aromatisé, sucré	84,8	3,1	14,2	1,4	0	38	0

Produits laitiers	Énergie	Protéines	Glucides	Lipides	Cholestérol	Sodium	Fibres
Yaourt à boire, au lait demi-écrémé, aux édulcorants	45,5	2,8	4	1,7	0	48	0
Yaourt à boire, au lait demi-écrémé, aux fruits, sucré	69,2	3	9,5	1,8	0	35	0
Yaourt au lait de chèvre partiellement écrémé, nature	37,5	3,3	2,7	1,5	4	36	0
Yaourt au lait demi-écrémé, aux fruits, sucré	91,8	3,2	15,2	1,69	4	48	0,3
Yaourt au lait entier, aromatisé, sucré	98	3,24	14,2	2,8	13	45	0
Yaourt au lait entier, aux céréales ou muesli	115	4,3	13,7	4,8	14	41,5	0,5
Yaourt au lait entier, aux fruits, sucré	104	3,7	15	2,9	10	43,8	0,2
Yaourt au lait entier, nature	70,6	3,8	5	3,6	13	45,4	0
Yaourt au lait entier, nature, brassé	71,8	4,7	5,6	3,4	13	68	0
Yaourt au lait entier, nature, sucré	93,7	3,35	13,1	3,1	13	50	0

Produits laitiers	Énergie	Protéines	Glucides	Lipides	Cholestérol	Sodium	Fibres
Yaourt au lait partiellement écrémé, aromatisé, sucré	81,8	3,4	13,5	1,25	4	55	0
Yaourt au lait partiellement écrémé, nature	47,4	4	4,8	1,02	4	53,2	0
Yaourt au lait partiellement écrémé, nature, sucré	82,9	4,1	13,7	0,97	4	48	0
Yaourt ou spécialité laitière, aux fruits (aliment moyen)	76	3,8	11,6	1,6	4,9	49,3	0,4
Yaourt ou spécialité laitière, nature (aliment moyen)	49,3	4,3	4,8	1,1	4	60	0
Yaourt ou spécialité laitière, nature ou aux fruits (aliment moyen)	64,8	4	8,6	1,6	4,5	62,9	0,1

Pâtisseries & produits sucrés

Boulangerie & viennoiserie

Boulangerie & viennoiserie	Énergie	Protéines	Glucides	Lipides	Cholestérol	Sodium	Fibres
Beignet à la confiture	330	6,1	48,8	12,3	15	284	2,5
Beignet aux fruits	292	5,3	31,5	16,1	15	326	2,5
Beignet nature	356	6,6	46,8	15,8	37	540	2,4
Biscotte classique	394	10,1	72,9	6,85	0	477	3,9
Biscotte complète ou riche en fibres	362	11,5	62,6	7,25	0	460	11
Biscotte multicéréale	403	12,2	70,9	7,85	0	691	7,9
Biscotte sans adjonction de sel	405	9,8	78,4	5,85	0,6	6	5,2
Blinis	272	5,86	31,3	13,7	24,7	463	1,5
Brioche artisanale	349	9,3	49,2	12,8	189	466	2,6
Brioche, préemballée	356	7,8	49,6	14	76	434	1
Cake salé (garniture : fromage, légumes, viande, poisson, volaille...)	265	12,7	17,8	15,9	97,9	447	1,5
Chapelure	384	11,2	70,4	6,4	0	612	5,2
Chausson aux pommes	348	3,3	33,6	22,3	64,9	260	1,6

Boulangerie & viennoiserie	Énergie	Protéines	Glucides	Lipides	Cholestérol	Sodium	Fibres
Chouquette	395	9,8	36,3	23,4	191	362	6,1
Croissant au beurre, artisanal	439	7,13	42,1	26,9	77,4	509	3,2
Croissant aux amandes, artisanal	442	8,4	36,5	29,1	78,5	317	3,7
Croissant ordinaire ou au beurre	411	6,92	48,2	21,2	50,6	544	2,2
Croissant ordinaire, artisanal	415	6,9	5,2	23,4	25,2	536	5,1
Croûtons	411	13,8	66,5	10	0	246	4,5
Fougasse, garnie	315	9,4	42,1	12,1	8,9	651	3,2
Gressins	400	11,2	71,2	7,8	6	1 000	3,5
Muffin, aux myrtilles ou au chocolat	406	5,1	52,2	19,6	84	120	0,72
Pain au chocolat feuilleté, artisanal	401	7,4	48,6	19,7	50	482	2
Pain au lait, artisanal	420	8,61	51,7	19,9	6	499	2,5
Pain aux céréales, artisanal	273	10,9	36,5	9,29	3	566	5,5
Pain aux raisins	346	6,6	53,4	11,8	43	304	1,4
Pain brioché ou viennois	354	9,3	45	15,2	2	609	4,6
Pain complet, artisanal	250	8,4	49,4	1,3	0,6	600	5,3

Boulangerie & viennoiserie	Énergie	Protéines	Glucides	Lipides	Cholestérol	Sodium	Fibres
Pain courant français, 400 g ou boule	236	7,4	49,3	1	0	519	2,6
Pain de campagne ou bis	266	8	55,6	1,3	0,37	660	3,1
Pain de mie	271	7,8	49,6	4,5	0,8	531	2,8
Pain de seigle aux raisins	246	7,8	49,8	1,7	0	499	5,8
Pain de seigle et froment	230	7,2	43,9	2,9	0	606	5,8
Pain grillé, domestique	294	10,1	57,9	2,5	0	682	4,5
Pain grillé, tranches, au froment	408	11,2	72,7	8	0	580	4,3
Pain grillé, tranches, multicéréale	402	13,7	70	7,5	0	630	7,5
Pain, baguette courante française	277	8,6	57,4	1,4	0,05	716	2,9
Pain, baguette sans sel	274	8,4	57,3	1,27	0	1	2,9

Pâtisserie & biscuits

Pâtisserie & biscuits	Énergie	Protéines	Glucides	Lipides	Cholestérol	Sodium	Fibres
Baba au rhum	277	3,2	28,8	13,4	62	44,3	0,3

Pâtisserie & biscuits	Énergie	Protéines	Glucides	Lipides	Cholestérol	Sodium	Fibres
Baklava ou baklawa (pâtisserie orientale aux amandes et sirop)	459	10,4	49,2	24,5	0	30	1
Biscuit apéritif soufflé, à base de maïs, sans cacahuète	530	11,3	59,1	27,6	5,6	850	1,3
Biscuit apéritif soufflé, à base de pomme de terre	457	5,6	56,9	23	0	1 464	5,8
Biscuit apéritif, crackers, allégé en matière grasse	401	10,2	68,5	9,6	0	742	6,3
Biscuit apéritif, crackers, garni ou fourré, au fromage	546	11,4	50,7	33,1	0	705	2,8
Biscuit apéritif, crackers, nature	475	8,3	71	17,5	0	1 061	2,6
Biscuit moelleux, fourré à l'orange et enrobé de sucre glace	349	3,9	78,9	2	18	8	1,3
Biscuit sec (génoise) nappé aux fruits, type barquette	346	4,3	76,4	2,6	64	50	1,8
Biscuit sec à teneur garantie en vitamines	455	9,6	72,3	14,2	15,5	62	0,5

Pâtisserie & biscuits	Énergie	Protéines	Glucides	Lipides	Cholestérol	Sodium	Fibres
Biscuit sec à teneur garantie en vitamines et minéraux	457	10,4	65	17,3	1,7	176	3,5
Biscuit sec au beurre, sablé, galette ou palet	491	6,5	70	20,6	107	342	2,8
Biscuit sec aux fruits, hyposodé	431	10,8	61,4	15,8	0	15	6
Biscuit sec aux œufs à la cuillère ou boudoir	387	7,25	81,5	3,54	184	96,4	0,4
Biscuit sec avec nappage chocolat	491	6,2	61,2	24,6	8,09	231	2,8
Biscuit sec chocolaté, préemballé	499	6,5	64,8	23,8	15	245	3,2
Biscuit sec croquant (ex. : tuile) sans chocolat, allégé en matière grasse	404	5,6	76,2	9,15	40	296	6
Biscuit sec croquant au chocolat, allégé en matière grasse	429	8,6	70,6	12,5	0	491	5,8
Biscuit sec feuilleté, type palmier ou autres	495	6,9	64,8	23,1	12	379	2,5
Biscuit sec fourré à la pâte ou purée de fruits	388	4,1	70,9	9,8	3,8	137	2,3
Biscuit sec ou tuile, aux amandes	451	8,8	61,6	18,8	94	312	3,2

Pâtisserie & biscuits	Énergie	Protéines	Glucides	Lipides	Cholestérol	Sodium	Fibres
Biscuit sec petit beurre	446	8,3	73,8	13,1	78	369	2,2
Biscuit sec pour petit déjeuner	463	7,2	68,8	17,7	4,95	292	5,2
Biscuit sec, avec matière grasse végétale	432	7,1	74	12	0	288	3,1
Biscuit sec, tout type	484	6,6	64,7	22,1	154	347	2,7
Brownie au chocolat	444	6,3	47,9	25,3	16	147	3,5
Cake aux fruits	409	4,8	61,2	16,1	113	216	1,5
Charlotte aux fruits	193	5,2	28,2	6,6	74	15	2,8
Chou à la crème chantilly ou pâtissière	285	4,45	28,9	16,8	92,5	124	1
Cookie	511	6,8	62,6	25,9	17	466	4,1
Corne de gazelle (pâtisserie orientale aux amandes et sirop)	474	8,6	60,2	22,1	0	59	0,5
Crêpe au froment, fourrée à la confiture	294	6,5	54	5,7	41,3	356	1
Crêpe au froment, fourrée au chocolat ou à la pâte à tartiner chocolat et noisettes	381	8,1	54,3	14,6	43,8	359	2,4
Crêpe au froment, nature	333	9,2	55,9	8,07	59	500	1
Crêpe au froment, sucrée	334	6,3	61,5	7	54,7	500	1,3

Pâtisserie & biscuits	Énergie	Protéines	Glucides	Lipides	Cholestérol	Sodium	Fibres
Crêpe ou galette bretonne au sarrasin	161	5,8	30,5	1,74	0,7	544	0,5
Crumble aux pommes	223	2,7	32,8	9	0	24	3,5
Éclair	254	5,78	31,3	11,8	116	92,4	0,6
Flan pâtissier aux œufs ou à la parisienne	201	4,2	27,9	8,1	75	63,6	0
Galette des rois feuilletée, fourrée frangipane	484	6,6	47,2	29,9	0	156	2
Gâteau (aliment moyen)	408	6,1	49,9	20,4	137	255	1,8
Gâteau au chocolat	416	6,1	47,3	22,5	110	247	2
Gâteau au fromage blanc	217	8,4	34	5,3	100	120	0,7
Gâteau breton ou far aux pruneaux	412	5,76	49	21,4	132	299	1
Gâteau de Savoie	302	10,3	50,7	6,5	224	309	1,1
Gâteau moelleux fourré au chocolat multicouche	440	4,2	55,1	22,5	63	77	2,7
Gâteau moelleux fourré au chocolat ou aux pépites de chocolat ou au lait	440	5,2	59,4	20,2	63	266	1

Pâtisserie & biscuits	Énergie	Protéines	Glucides	Lipides	Cholestérol	Sodium	Fibres
Gâteau moelleux fourré aux fruits type mini-roulé ou mini-cake fourré	372	4,3	63,6	11,2	63	214	2,5
Gâteau mousse de fruits sur génoise, type miroir	270	3,87	32,6	13,8	87	44,5	0
Gaufre bruxelloise ou liégeoise, avec ou sans chocolat, préemballée	442	4,66	61,3	19,8	31	193	1,2
Gaufrette fourrée, autre fourrage qu'aux fruits (chocolat, vanille, noisette...)	486	5,77	62,5	23,6	10,1	136	3,9
Gaufrette fourrée, aux fruits	363	4,57	83,9	1	11	43	1,5
Génoise sèche fourrée aux fruits et nappée de chocolat	688	4	66	12	35	100	2,3
Goûter sec fourré (« sandwiché »), parfum chocolat	476	6,4	70,9	18,5	2,2	225	3
Goûter sec fourré (« sandwiché »), parfum autre que chocolat ou fruits	481	6,8	67,4	20,5	123	250	3,1
Langue de chat	443	5,8	78,7	11,7	67	207	1

Pâtisserie & biscuits	Énergie	Protéines	Glucides	Lipides	Cholestérol	Sodium	Fibres
Macaron moelleux fourré à la confiture ou à la crème	427	8,97	56,5	18,3	19,3	65,5	2,9
Madeleine	441	5,9	54,3	22,2	203	250	1,5
Meringue	394	5,4	91,6	0,7	0	100	0
Millefeuille	292	3,9	43,7	11,3	27	168	0,2
Pain d'épices	324	3	74	1,8	2	164	2,8
Palmier, artisanal	530	5,6	47,8	35,1	28	463	5,3
Pâte brisée, cuite	422	6,9	50,8	21,2	80	627	2,4
Pâte feuilletée pur beurre, cuite	560	5,8	43,1	40,5	118	627	2
Pâte feuilletée, crue	412	5,7	39,6	25,6	15	460	1,6
Pâte feuilletée, cuite	506	7,19	49,5	31	4,7	627	2
Pâtisserie (aliment moyen)	358	5	41,6	19,1	60,2	130	2,2
Pop-corn ou maïs éclaté, à l'air, non salé	353	11,2	66,6	4,6	0	4	11,2
Quatre-quarts, préemballé	437	6,3	48,5	24,2	151	450	2,6
Tarte à la crème	284	5,9	27,2	16,9	60	250	1
Tarte ou tartelette aux fruits	278	3,8	38,4	12,1	60	89	1,5
Tarte ou tartelette aux pommes	271	4,2	37,4	11,6	19	139	3,3

Sucres (confitures, chocolats, confiseries)

Sucres (confitures, chocolats, confiseries)	Énergie	Protéines	Glucides	Lipides	Cholestérol	Sodium	Fibres
Barre à la noix de coco, enrobée de chocolat	458	3,66	56,7	24,2	4,5	105	2,8
Barre chocolatée aux fruits secs	505	7,71	50,9	30,2	5,5	190	1,4
Barre chocolatée biscuitée	485	5,8	64,1	22,8	8,3	207	2,4
Barre chocolatée non biscuitée enrobée	487	3,93	70,4	21,1	8,8	134	1,5
Barre goûter frais au lait et cacao	547	8,1	49,6	35,1	22,9	50	4,3
Barre ou confiserie chocolatée au lait	562	7,6	51	36,4	27,4	137	1,9
Bonbon gélifié	341	4,2	80	0,5	0	50	0,1
Bonbons, tout type	339	1,4	75,4	3,5	0	43	0,2
Bouchée chocolat fourrée	551	6,6	51,6	35,4	0	80	2,9
Cacahuètes enrobées de chocolat, dragéifiées	510	9,84	57,6	26,7	8,3	58	2,7
Chewing-gum, sans sucre	170	0,6	70	0	0	102	2,4
Chewing-gum, sucré	2/6	0,1	68,3	0,3	0	9,7	2,4

Sucres (confitures, chocolats, confiseries)	Énergie	Protéines	Glucides	Lipides	Cholestérol	Sodium	Fibres
Chocolat au lait aux céréales croustillantes, tablette	518	6,42	59,9	28,1	19	300	1,8
Chocolat au lait aux fruits secs (noisettes, amandes, raisins, praline), tablette	544	8,3	49,3	34,8	23,5	119	3,1
Chocolat au lait, tablette	547	7	57,5	32,1	40,1	133	2,1
Chocolat blanc, tablette	545	7	57,7	31,8	23	67	0,4
Chocolat noir aux fruits secs (noisettes, amandes, raisins, praline), tablette	546	6,52	45,7	37,4	3	9	6,6
Chocolat noir, 40 % de cacao au minimum, à pâtisser ou à croquer	498	6,4	49,6	30,4	14,3	17	7,46
Chocolat noir, extra, dégustation, 70 % de cacao au minimum, tablette	545	8,1	33	42,3	3,2	7	10,9
Chocolat noir, extra, dégustation, 70 % de cacao, sans sucres ajoutés, édulcoré, tablette	503	7,37	31,5	43,9	3,3	0,006	10,1

Sucres (confitures, chocolats, confiseries)	Énergie	Protéines	Glucides	Lipides	Cholestérol	Sodium	Fibres
Confiserie au chocolat, dragéifiée	494	5,62	69	21,7	11,5	100	2
Confiture allégée en sucre, tout type	182	0,52	44,5	0,25	0	11,1	1,1
Confiture d'abricot	245	0,3	60,5	0,16	0	15,4	1,4
Confiture de cerise	243	0,47	60	0,11	0	21,1	0,9
Confiture de fraise	245	0,4	60	0,4	0	17	1,1
Confiture ou marmelade, tout type	220	0,46	54,4	0,27	0	20,6	1
Édulcorant à l'aspartame	383	13	82,8	0	0	0	0
Fructose	380	0	95	0	0	0	0
Marmelade d'orange	236	0,3	58,2	0,2	0	12,6	2,1
Miel	316	0,4	78,6	0	0	2,33	0
Nougat ou touron	486	9	52,1	26,8	6	82	1,6
Pâte à tartiner chocolat et noisette	510	5,28	57,1	28,9	2,2	44,9	4
Pâte de fruits	326	0,62	80,6	0,07	0	52	5,1
Poudre cacaotée sucrée pour boisson, enrichie	378	4,45	84,8	2,3	0	220	6
Sucre allégé à l'aspartame	403	0,8	99,9	0	0	1,8	0
Sucre blanc	400	0	99,9	0	0	1,8	0
Sucre roux	380	0	95,1	0	0	47	0

Produits de régime

Produits de régime	Énergie	Protéines	Glucides	Lipides	Cholestérol	Sodium	Fibres
Boisson diététique pour le sport	25,8	0	6,4	0,02	0	50	0
Substitut de repas hypocalorique, à boire, tout arôme	82,3	6,4	8,79	2,39	10	89,3	0,9
Substitut de repas hypocalorique, crème dessert, ultra frais, tout arôme	88,7	6,3	10,6	2,34	10	77,9	1,7
Substitut de repas hypocalorique, poudre reconstituée avec lait écrémé, tout arôme	80,1	6,05	10,1	1,72	10	172	1,2
Substitut de repas hypocalorique, poudre reconstituée avec lait écrémé, type milk-shake, tout arôme	86	6,03	10,3	2,3	10	91	0,6

Boissons

Boissons alcoolisées

Boissons alcoolisées	Énergie	Protéines	Glucides	Lipides	Cholestérol	Sodium	Fibres
Apéritif à base de vin ou vermouth	143	0,01	13,8	0	0	3	0
Apéritif à la gentiane	152	0	16	0	0	2	0
Apéritif anisé sans alcool	0,3	0	0	0,03	0	13	0
Bière « cœur de marché » (4-5° d'alcool)	41	0,38	3,2	0	0	3	0
Bière « de spécialités » ou d'abbaye, régionales ou d'une brasserie (degré d'alcool variable)	35	0,4	3,2	0	0	4	0
Bière « spéciale » (5-6° d'alcool)	58,3	0,4	4,55	0	0	1,9	0
Bière brune	47,2	0,48	5,2	0	0	9,4	0
Bière faiblement alcoolisée (3° d'alcool)	33,3	0,22	4,14	0,1	0	5,5	0
Bière forte (>8° d'alcool)	62	0,4	4,6	0	0	7	0
Bière sans alcool (<1,2° d'alcool)	26,1	0,25	4,88	0,03	0	2,1	0

Boissons alcoolisées	Énergie	Protéines	Glucides	Lipides	Cholestérol	Sodium	Fibres
Champagne	74,9	0,1	1,4	0	0	2	0
Cidre (aliment moyen)	33,7	0	3,7	0	0	3,5	0
Cidre brut	32	0	2,4	0	0	4	0
Cidre doux	36	0	5,7	0	0	2,9	0
Cidre traditionnel	34,2	0	2,24	0	0	3,7	0
Cocktail sans alcool (à base de jus de fruits et de sirop)	46,6	0,45	10,9	0,13	0	2,2	0,4
Crème de cassis	245	0	40,9	0	0	2	0
Eau-de-vie	238	0	0,08	0	0	1,7	0
Gin	236	0	0	0	0	2	0
Kir (au vin blanc)	104	0,06	7,8	0	0	1,62	0
Kir royal (au champagne)	105	0	8,5	0	0	1,7	0
Liqueur	194	0	21	1,4	0	5	0
Panaché (bière + limonade)	39,7	0,2	6,4	0,01	0	6	0
Panaché préemballé (>1° d'alcool)	30	0,5	6,6	0	0	1,4	0
Pastis	272	0	2,33	0	0	2	0
Pétillant de fruits	69,8	0	6,95	0	0	3	0
Rhum	234	0	0	0	0	1	0
Sangria	77,4	0,39	8,9	0,11	0,01	2,77	0,5

Boissons alcoolisées	Énergie	Protéines	Glucides	Lipides	Cholestérol	Sodium	Fibres
Vin (aliment moyen)	65,7	0,1	0,4	0	0	3,2	0
Vin blanc 11°	73	0,07	0,5	0	0	1,7	0
Vin blanc mousseux	73,5	0,1	2,36	0	0	2,7	0
Vin doux	132	0,04	10,3	0	0	4,2	0
Vin rosé 11°	67,3	0,2	1,4	0	0	4,5	0
Vin rouge 9°	54,1	0,2	0,2	0	0	5	0
Vin rouge 10°	57,6	0,2	0,2	0	0	3,6	0
Vin rouge 11°	62,7	0,08	0,2	0	0	3	0
Vin rouge 12°	68,4	0,1	0,2	0	0	3,1	0
Vin rouge 13°	73,3	0,1	0,2	0	0	3,1	0
Vodka	234	0	0	0	0	0,7	0
Whisky	239	0	0	0	0	0,6	0

Boissons sans alcool

Boissons sans alcool	Énergie	Protéines	Glucides	Lipides	Cholestérol	Sodium	Fibres
Boissons au jus de fruit et au lait	50,9	0,6	11,9	0,1	0,3	11	0
Boisson au thé, aromatisée, « light »	0	0	0	0	0	17	0

Boissons sans alcool	Énergie	Protéines	Glucides	Lipides	Cholestérol	Sodium	Fibres
Boisson au thé, aromatisée, sucrée	30,8	0,04	7,5	0,07	0	15	0
Boisson cacaotée sucrée, au lait	73,8	3,6	9,6	2,3	8	44	1
Boisson cacaotée sucrée, enrichie en vitamines, soluble reconstituée	75,3	3,4	11,6	1,7	4,5	54	0,6
Boisson cacaotée sucrée, soluble reconstituée	73,6	3,4	11,4	1,6	4,5	59	0,6
Boisson énergisante	44,3	0	10,9	0,08	0	50,5	0
Boisson gazeuse à l'orange avec pulpe (environ 14 % de fruits), sucrée	44	0,1	10,6	0,03	0	4	0
Boisson gazeuse à la pomme (de 50 à 99 % de fruits), sans sucre ajouté	46,4	0,3	10,3	0,4	0	0	0
Boisson gazeuse aux fruits (à moins de 10 % de jus), « light »	3,6	0	0,9	0	0	11	0
Boisson gazeuse aux fruits (à moins de 10 % de jus), à teneur réduite en sucre	21,6	0	5,4	0	0	3	0

Boissons sans alcool	Énergie	Protéines	Glucides	Lipides	Cholestérol	Sodium	Fibres
Boisson gazeuse aux fruits (à moins de 10 % de jus), sucrée	38	0	9,5	0	0	8	0
Boisson gazeuse aux fruits (de 10 à 50 % de jus), sucrée	41,9	0	10,1	0,05	0	5	0
Boisson plate à l'orange (de 10 à 50 % de jus), sucrée	44,4	0,1	11	0	0	2,9	0
Boisson plate à l'orange (teneur en jus non spécifiée)	44,7	0,1	11	0,03	0	0	0
Boisson plate aux fruits (de 10 à 50 % de jus), à teneur réduite en sucre	16	0	4	0	0	12	0
Boisson plate aux fruits exotiques (de 10 à 50 % de jus), sucrée	45,3	0,1	10,7	0	0	2	0
Boisson plate tout type de fruits (teneur en jus non spécifiée), sucrée	43,5	0,07	10,7	0	0	1	0
Café au lait, café crème ou cappuccino, non sucré	23,4	1,7	2,3	0,83	2,5	23,4	0
Café décaféiné, non sucré	2,5	0,1	0,4	0,06	0	6	0

Boissons sans alcool	Énergie	Protéines	Glucides	Lipides	Cholestérol	Sodium	Fibres
Café expresso, non sucré	2,5	0,12	0,3	0,09	0	8	0
Café noir, non sucré	0,8	0,15	0	0,02	0	3,37	0
Café soluble reconstitué, non sucré	0,4	0,1	0	0	0	1	0
Café, poudre soluble	105	16,1	9,6	0,21	0	126	20,3
Chicorée et café, poudre soluble	133	13,8	19	0,2	0	130	17
Chicorée et café, soluble reconstitué avec lait demi-écrémé	55,2	4	6,2	1,6	4,4	52	0,6
Chicorée, poudre soluble	268	4	57,4	2,5	0	190	29,2
Eau de source Mont-Roucous, embouteillée, très faiblement minéralisée (Lacaune, 81)	0	0	0	0	0	0,26	0
Eau de source, embouteillée (aliment moyen)	0	0	0	0	0	1,5	0
Eau du robinet	0	0	0	0	0	2,54	0
Eau minérale (aliment moyen)	0	0	0	0	0	4,1	0

Boissons sans alcool	Énergie	Protéines	Glucides	Lipides	Cholestérol	Sodium	Fibres
Eau minérale (ou de source), aromatisée agrumes	3,6	0	0,9	0	0	1,2	0
Eau minérale (ou de source), aromatisée, arôme autre qu'agrumes	17,6	0	4,4	0	0	1,2	0
Eau minérale Aix-les-Bains, embouteillée, non gazeuse, faiblement minéralisée (Aix-les-Bains, 73)	0	0	0	0	0	0,44	0
Eau minérale Arvie, embouteillée, gazeuse, fortement minéralisée (Ardes, 63)	0	0	0	0	0	66	0
Eau minérale Avène, embouteillée, non gazeuse, faiblement minéralisée (Avène, 34)	0	0	0	0	0	0,51	0
Eau minérale Badoit, embouteillée, gazeuse, moyennement minéralisée (Saint-Galmier, 42)	0	0	0	0	0	17	0

Boissons sans alcool	Énergie	Protéines	Glucides	Lipides	Cholestérol	Sodium	Fibres
Eau minérale Châteauneuf, embouteillée, gazeuse, fortement minéralisée (Châteauneuf, 63)	0	0	0	0	0	64	0
Eau minérale Chateldon, embouteillée, gazeuse, fortement minéralisée (Chateldon, 63)	0	0	0	0	0	24	0
Eau minérale Contrex, embouteillée, non gazeuse, fortement minéralisée (Contrexéville, 88)	0	0	0	0	0	0,85	0
Eau minérale Courmayer, embouteillée, non gazeuse, fortement minéralisée (Italie)	0	0	0	0	0	0,1	0
Eau minérale embouteillée, faiblement minéralisée (aliment moyen)	0	0	0	0	0	1	0
Eau minérale Évian, embouteillée, non gazeuse, faiblement minéralisée (Évian, 74)	0	0	0	0	0	0,66	0

Boissons sans alcool	Énergie	Protéines	Glucides	Lipides	Cholestérol	Sodium	Fibres
Eau minérale gazeuse (aliment moyen)	0	0	0	0	0	86,3	0
Eau minérale Hépar, embouteillée, non gazeuse, fortement minéralisée (Vittel, 88)	0	0	0	0	0	1,47	0
Eau minérale Perrier, embouteillée, gazeuse, faiblement minéralisée (Vergèse, 30)	0	0	0	0	0	1,58	0
Eau minérale plate (aliment moyen)	0	0	0	0	0	1,2	0
Eau minérale Quézac, embouteillée, gazeuses (Quézac, 48)	0	0	0	0	0	25	0
Eau minérale Rozana, embouteillée, gazeuse, fortement minéralisée (Beauregard 63)	0	0	0	0	0	52	0
Eau minérale Salvetat, embouteillée, gazeuse, moyennement minéralisé (La Salvetat, 34)	0	0	0	0	0	0,62	0

Boissons sans alcool	Énergie	Protéines	Glucides	Lipides	Cholestérol	Sodium	Fibres
Eau minérale San Pellegrino, embouteillée, non gazeuse, moyennement minéralisé (Belgique)	0	0	0	0	0	4,4	0
Eau minérale St-Yorre, embouteillée, gazeuse, fortement minéralisée (St-Yorre, 03)	0	0	0	0	0	178	0
Eau minérale Ste-Marguerite, embouteillée, gazeuse, fortement minéralisée (St-Maurice, 63)	0	0	0	0	0	35	0
Eau minérale Thonon, embouteillée, non gazeuse, faiblement minéralisée (Thonon, 74)	0	0	0	0	0	0,43	0
Eau minérale Valvert, embouteillée, non gazeuse, faiblement minéralisée (Belgique)	0	0	0	0	0	0,2	0
Eau minérale Vichy Célestins, embouteillée, gazeuse, fortement minéralisée (St-Yorre, 03)	0	0	0	0	0	122	0

Boissons sans alcool	Énergie	Protéines	Glucides	Lipides	Cholestérol	Sodium	Fibres
Eau minérale Vittel, embouteillée, non gazeuse, moyennement minéralisée (Vittel, 88)	0	0	0	0	0	0,37	0
Eau minérale Volvic active, embouteillée, gazeuse, faiblement minéralisée (Volvic, 63)	0	0	0	0	0	1,17	0
Eau minérale Voulic, embouteillée, non gazeuse, faiblement minéralisée (Volvic, 63)	0	0	0	0	0	1,12	0
Eau minérale Wattwiller, embouteillée, non gazeuse, moyennement minéralisée (Wattwiller, 68)	0	0	0	0	0	0,27	0
Limonade ou clear lime, « light »	0	0	0	0	0	0	0
Limonade ou clear lime, sucrée	164	0,1	9,5	0,03	0	9	0

Boissons sans alcool	Énergie	Protéines	Glucides	Lipides	Cholestérol	Sodium	Fibres
Poudre cacaotée sucrée pour boisson (poudre ou granulés)	377	6,2	79,2	3,9	1	60,1	6,6
Poudre maltée, cacaotée et sucrée pour boisson	391	9,9	78,5	4,2	0	219	0
Sirop type menthe ou fraise	254	0,12	62,6	0,05	0	1,14	0
Sirop, dilué	32,4	0,01	8	0	0	1,9	0
Soda au cola, « light »	1,1	0,12	0	0	0	4	0
Soda au cola, à teneur réduite en sucre	20	0	5	0	0	4	0
Soda au cola, sucré	44,1	0,04	10,9	0,04	0	4	0
Soda sans jus de fruit, « light »	0,8	0	0,2	0	0	10	0
Soda sans jus de fruit, sucré	41,6	0	10,1	0	0	0	0
Thé infusé, non sucré	0,4	0,1	0	0	0	1,3	0
Tisane infusée, non sucrée	0	0	0	0	0	1	0
Tonic	36	0	9	0	0	3	0
Tonyu (boisson au soja), nature	39,3	3,7	1,4	2,1	0	24	1

Jus & nectars

Jus & nectars	Énergie	Protéines	Glucides	Lipides	Cholestérol	Sodium	Fibres
Abricot, nectar, pasteurisé	58,5	0,4	13,4	0,1	0	3,25	0,6
Ananas, jus à base de concentré, pasteurisé	51,6	0,4	11,4	0,15	0	2,9	0,2
Ananas, pur jus, pasteurisé	48,5	0,3	11,6	0,1	0	1,1	0,2
Carotte, pur jus, pasteurisé	24	0,95	4,7	0,15	0	4,9	0,8
Citron vert, pur jus, pasteurisé	23,1	0,25	1,4	0,23	0	16	0,4
Citron, jus pressé maison	24,8	0,38	2	0,1	0	2,08	0,2
Clémentine/mandarine, pur jus, pasteurisé	49,7	0,61	11,7	0,05	0	2,5	0,5
Fruit de la passion ou maracudja, nectar, pasteurisé	57,1	0,2	12,8	0	0	3	0
Jus de fruits (aliment moyen)	39,1	0,59	8,8	0,17	0	2,3	0,2
Jus multifruits, à base de concentré, pasteurisé	43,9	0,44	10,3	0,1	0	1,5	0

Jus & nectars	Énergie	Protéines	Glucides	Lipides	Cholestérol	Sodium	Fibres
Jus multifruits, pur jus, multivitaminé, pasteurisé	48,3	0,44	11,4	0,1	0	2,6	0,5
Jus multifruits, pur jus, pasteurisé	52,7	0,44	12,5	0,1	0	1,7	0
Légumes, jus (aliment moyen)	17,5	0,7	3,4	0,12	0	191	0,6
Mangue, nectar, pasteurisé	62,9	0,2	15	0,2	0	2,7	0
Mangue, pur jus, frais	41,5	0,2	9,5	0,3	0	11	0
Nectar multifruits multivitaminé, pasteurisé	43,1	0,27	10,4	0,1	0	7,2	0,6
Nectar multifruits, pasteurisé	49,8	0,35	11,6	0,1	0	2,2	0,6
Noix de coco, « lait »	211	2	2,8	21,3	0	13	0
Noix de coco, eau	14,2	0,51	2,6	0,2	0	65	1,1
Orange, jus à base de concentré, pasteurisé	42,4	0,67	9	0,15	0	2,42	0,14
Orange, jus pressé maison	40,7	0,63	8,5	0,2	0	1,71	0,2
Orange, nectar, pasteurisé	38,9	0,2	8,7	0,1	0	1,6	0

Jus & nectars	Énergie	Protéines	Glucides	Lipides	Cholestérol	Sodium	Fibres
Orange, pur jus pressé, pasteurisé	47,8	0,7	10,2	0,19	0	0,5	0,4
Pamplemousse (pomelo), jus à base de concentré, pasteurisé	38,1	0,6	7,8	0,13	0	3,5	0
Pamplemousse (pomelo), pur jus, frais	36,8	0,4	7,55	0,1	0	5	0,1
Pamplemousse (pomelo), pur jus, pasteurisé	37,4	0,62	8,5	0,1	0	2,6	0,3
Pêche, nectar, pasteurisé	51,3	0,3	12,3	0,1	0	1	0
Poire, nectar, pasteurisé	65,4	0,2	15,4	0,2	0	1,9	0,6
Pomme, jus à base de concentré, pasteurisé	46,8	0,4	10	0,42	0	2,42	0
Pomme, pur jus, pasteurisé	43,7	0,2	10,5	0,1	0	2,2	0,2
Raisin, pur jus, pasteurisé	67,5	0,57	15,1	0,25	0	1,2	0
Tomate, pur jus, pasteurisé	15,2	0,57	2,7	0,1	0	268	0,5

Crédits photographiques

C. Calcagno/Fotolia.com : 21 mh ; J. Chabraszewski/Fotolia.com : 6 ; L. Chernova/iStockphoto : 14 ; Chlorophylle/Fotolia.com : 18 ; Claireliot/Fotolia.com : 16 ; emmi/Fotolia.com : 13 ; L. Fons/Fotolia.com : 70 ; Friedberg/Fotolia.com : 25 ; L. Friis-larsen/Fotolia.com : 8 ; Jasmina/iStockphoto : 5 g, 5 d, 12 ; F. Roncaglia/Fotolia.com : 21 h ; L. Patterson/iStockphoto : 15 ; Peters/iStockphoto : 11 ; I. picsfive/Fotolia.com : 32 ; I Pires/Fotolia.com : 20-21 ; sarsmis/Fotolia.com : 10 ; Schweitzer/Fotolia.com : 35 ; M. Tactic/Fotolia.com : 21 mb ; zkruger/iStockphoto : 7.